Sexspiele

Sexspiele

sinnlich & erotisch

NICOLE BAILEY

südwest

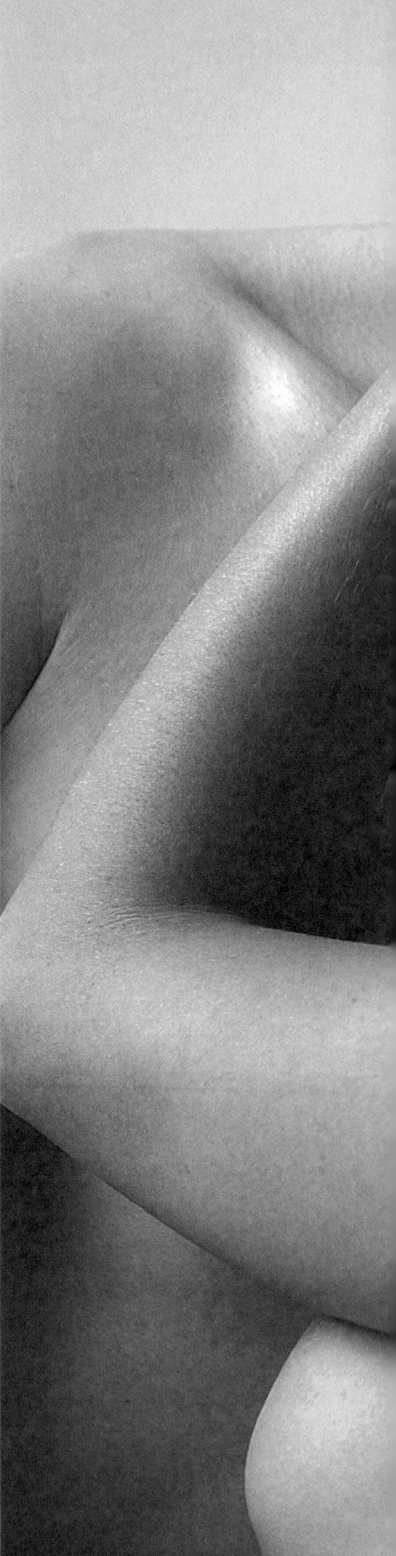

Sexspiele
NICOLE BAILEY

ISBN: 978-3-517-08594-4

© der deutschen Erstausgabe 2010 by Südwest Verlag, einem Unternehmen der
Verlagsgruppe Random House GmbH, 81673 München
© der englischen Originalausgabe: Copyright © 2009 Duncan Baird Pubishers Ltd.
Text Copyright © Nicole Bailey 2009
Dieses Buch wurde 2010 erstmals in Großbritannien unter dem Titel Tantric Super Sex
bei Duncan Baird Publishers veröffentlicht.

Fotos: © Duncan Baird Publishers Ltd.
Umschlaggestaltung: R.M.E. Eschlbeck / Kreuzer / Botzenhardt
Titelbild: © f1online/Paul D. Van Hoy II/AGE
Übersetzung: Martin Rometsch
Gesamtproducing: berliner buch.macher

Die Informationen in diesem Buch sind von Autorin und Verlag sorgfältig erwogen und
geprüft, dennoch kann eine Garantie nicht übernommen werden. Eine Haftung der Autorin
 bzw. des Verlags und seiner Beauftragten für Personen-, Sach- und Vermögensschäden
ist ausgeschlossen. Wenn Sie gesundheitliche oder andere Probleme haben, sollten Sie
einen Arzt konsultieren, bevor Sie eine der in diesem Buch empfohlenem Praktiken
anwenden. Benutzen Sie kein Massageöl, wenn Sie ein Kondom tragen; denn das Öl kann
Latex beschädigen.

Printed in China

817 2635 4453 6271

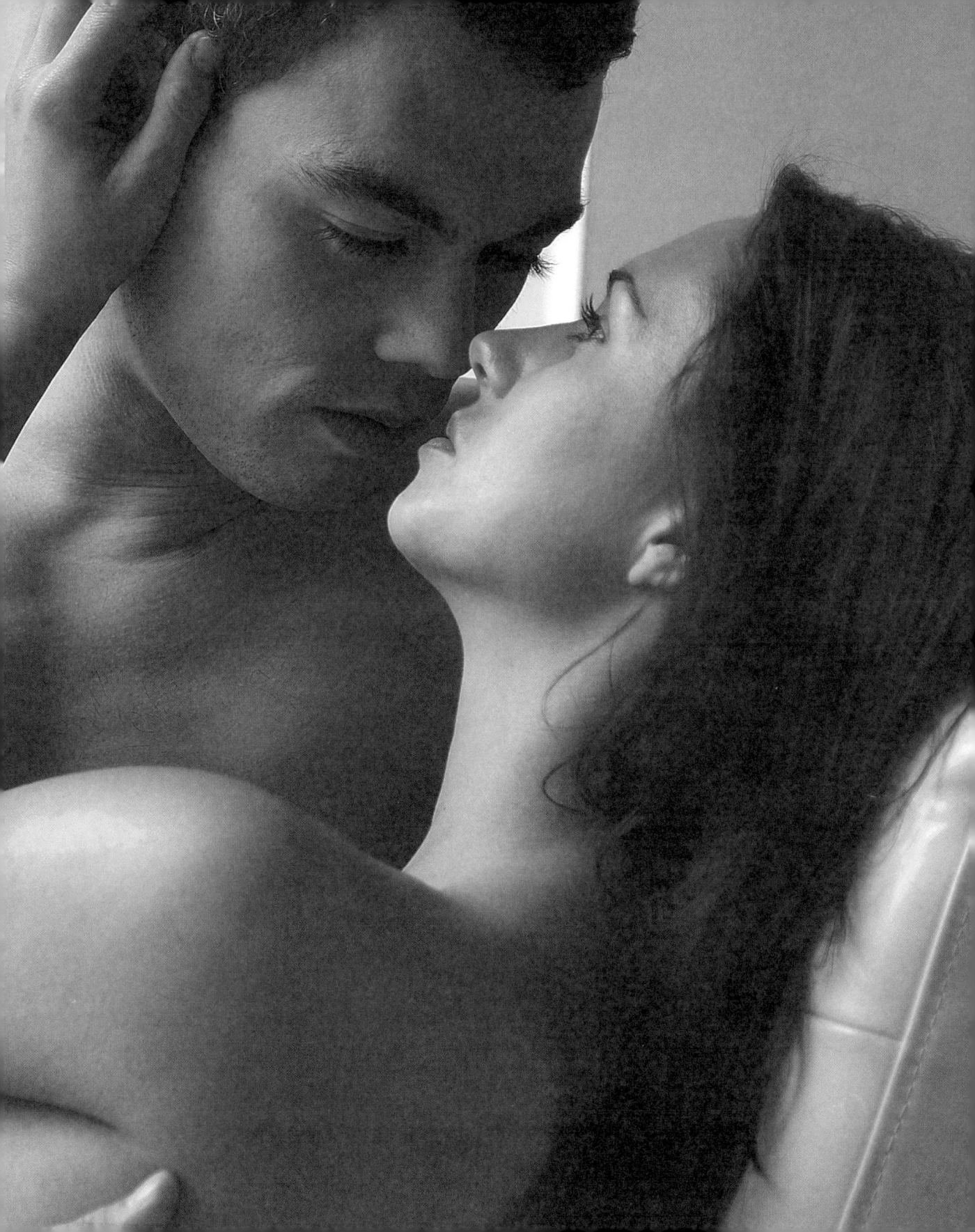

Inhalt

Einführung 8

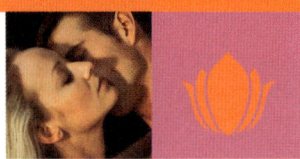
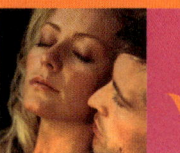

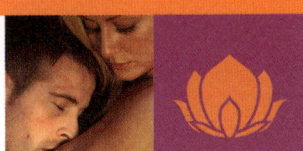
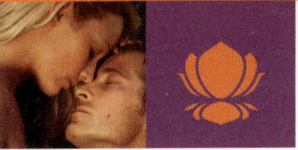

Einführung

Tantra ist Tausende von Jahren alt, aber seine Lehre ist immer noch hochaktuell und macht auch modernen Paaren Freude. Es ist erstaunlich, wie viel Schwung Tantra in Ihr Sexleben bringt. Ihre Verbindung mit dem Partner blüht auf und wird tiefer; der Sex wird ekstatisch und fröhlich. Und Sie fühlen sich in Ihrem Körper wohler und können die herrlichen Feinheiten des Liebesspiels besser genießen.

Es gibt viele tantrische Techniken; doch oft geht es beim Tantra nur um Ihre Wünsche und Prioritäten im Bett, zum Beispiel um Ihren Wunsch, den Partner zu ehren oder die köstliche Erregung auszukosten.

WAS IST TANTRA?

Der Ursprung des Tantra verliert sich in Mythen, was seinen exotischen, erotischen Nimbus nur verstärkt. Übereinstimmung herrscht darin, dass es in Indien als spiritueller Pfad begann. Als erste tantrische Schriften gelten einige Bücher, die etwa aus dem 8. Jahrhundert stammen und Gespräche zwischen dem Hindugott Shiva und seiner Gefährtin Shakti wiedergeben. Die treibende Kraft des Tantra war und ist die Idee, dass wir die Erleuchtung durch die sexuelle und spirituelle Vereinigung des Männlichen mit dem Weiblichen erlangen können.

TANTRISCHE LIEBESSPIELE

Dieses Buch gibt Ihnen einen aufregenden Vorgeschmack auf das Tantra. Es enthält viele Übungen, die Sie womöglich in einem Tantra-Seminar lernen können, aber es ist auch mit Ihren Lieblingsstellungen vollgepackt. Jede der 52 Stellungen – eine für jede Woche – wird von tantrischen Vorschlägen begleitet, die den Sex auf eine neue Ebene heben und Sie enger mit Ihrem Partner verbinden. So können Sie sich beim Sex einander ganz hingeben.

In Kapitel 1 lernen Sie die Grundlagen des Tantra kennen, auch die Chakren. Sie erfahren, wie Sie sexuel-

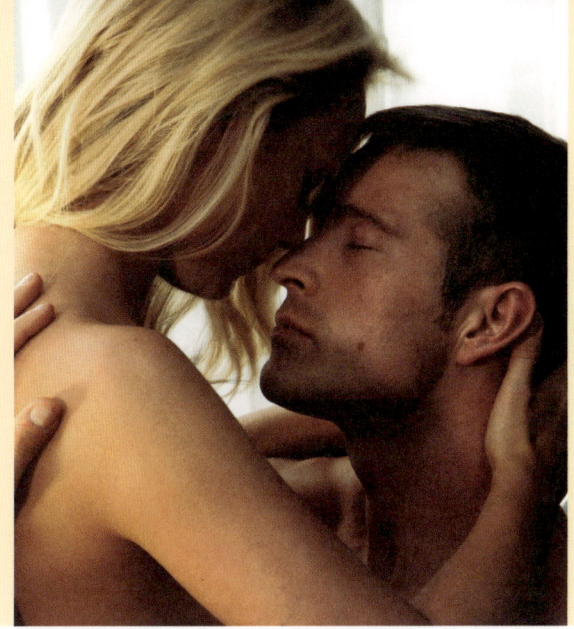

le Energie durch den Körper nach oben leiten und sich durch Sex und Massage enger mit dem Partner verbinden. Kapitel 2 geht etwas tiefer, zum Beispiel mit der dreihändigen Massage (Seite 68–71) und dem Herz-Orgasmus (Seite 76–77) sowie zahlreichen Sexstellungen. Kapitel 3 lädt Sie ein, Hemmungen abzulegen und einander durch Intimmassage, Liebesspiele und Tanz ganz zu erfahren. Kapitel 4 stellt tantrische Techniken vor, zum Beispiel den Blick in die Seele (Seite 118–119) und die Kreisatmung (Seite 132–135). Außerdem lernen Sie, einige der aufregendsten Sexstellungen mit tiefen tantrischen Erfahrungen zu verbinden.

Arbeiten Sie die Techniken am Anfang Ihrer Tantra-Reise in Ihrem eigenen Tempo durch. Es geht nicht um schnelle Ergebnisse. Wichtig ist, dass Sie Tantra gemeinsam mit Ihrem Partner erforschen. Weihen Sie dieser glückseligen Entdeckungsreise ganze Abende. Ehren und lieben Sie einander.

Tantra-Begriffe

CHAKRA – Ein Energiezentrum im Körper.

KALI – Die hinduistische Göttin der Zerstörung und Transformation. Eine zentrale Gestalt in vielen Tantra-Schulen.

KUNDALINI – Die »Schlangenkraft«, die sich an der Wirbelsäulenbasis zusammenkringelt.

LINGAM – Wörtlich: »Lichtstab«. Der Penis.

SHIVA – Wird im Tantra oft anstelle von »Mann« benutzt. In der Mythologie ist Shiva der Gott, der sich mit der Göttin Shakti sexuell vereinigt.

SHAKTI – Wird im Tantra oft anstelle von »Frau« benutzt. In der Mythologie ist Shakti die Göttin, die sich mit dem Gott Shiva sexuell vereinigt.

YONI – Die weiblichen Genitalien. Wörtlich: »heiliger Ort« oder »Höhle der Wunder«.

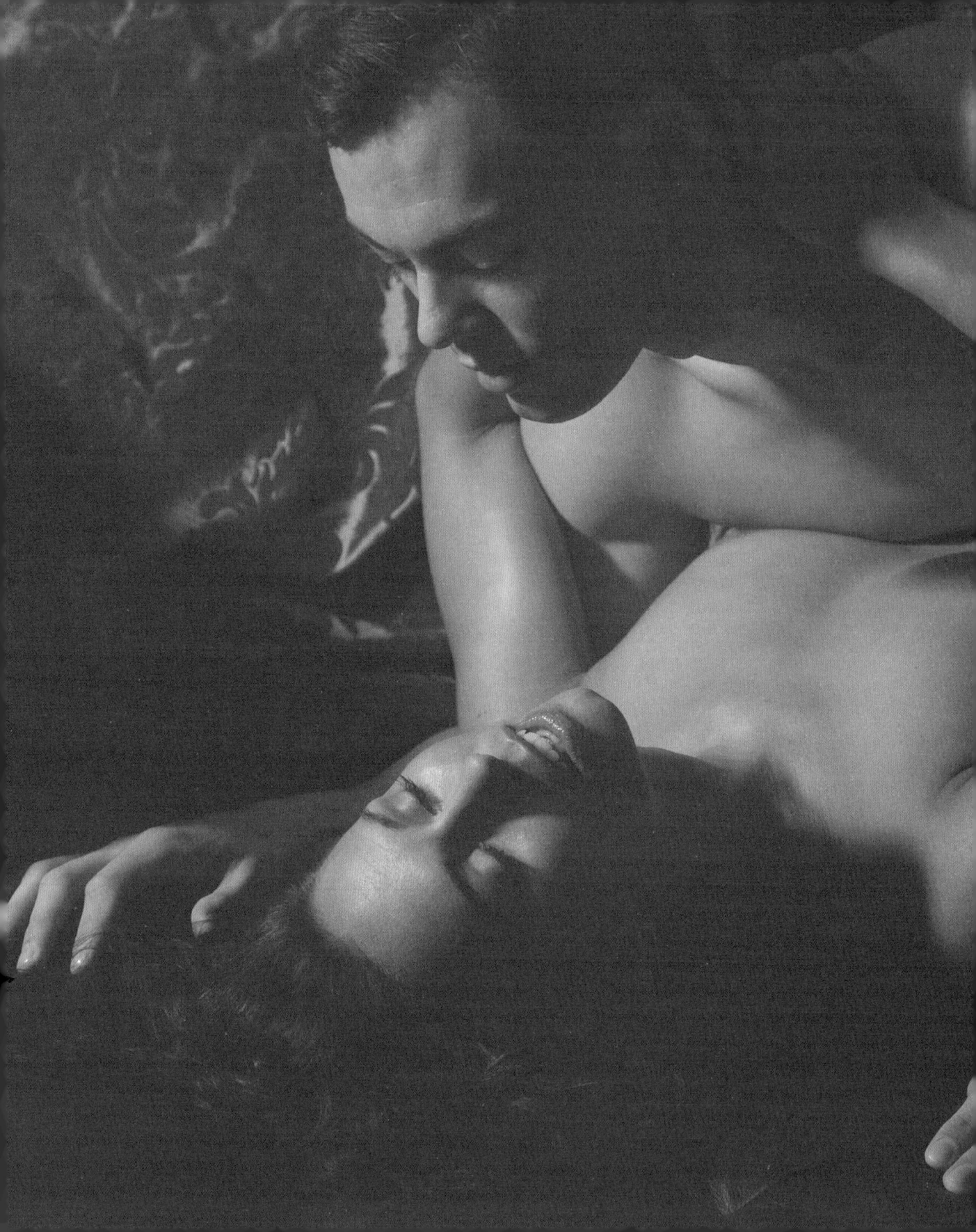

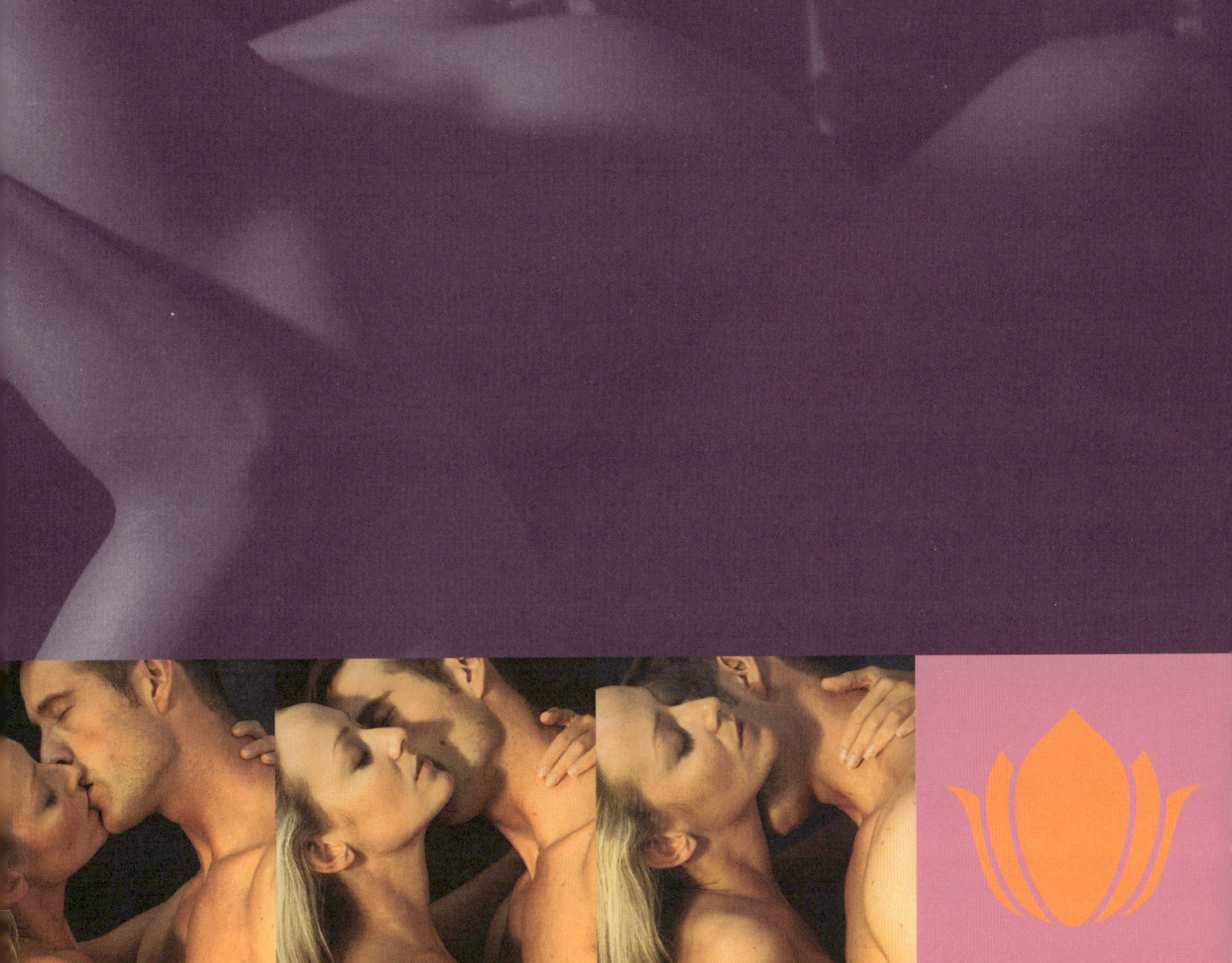

SINNLICHE HINGABE

Kapitel **1**

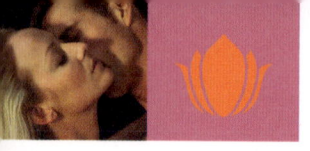

Der tantrische Weg

Eine Kostprobe Tantra

Was unterscheidet tantrischen Sex von normalem Sex? Nun, alles beginnt mit Ihrer Einstellung. Tantra ist nicht vom Orgasmus besessen, sondern ermuntert Sie, meditativ, achtsam und liebevoll zu sein.

GENIESSEN SIE SINNLICHEN SEX

Tantra lehrt seine Anhänger, offen zu sein und die vielen köstlichen Eindrücke beim Sex bewusst zu genießen. Damit sind nicht nur intensive Empfindungen gemeint, etwa die Stöße des Penis in der Vagina, sondern auch subtile: die Wärme der Haut, der Druck ihrer Brüste, sein streichelnder Atem. Tantra steht für langsamen, sinnlichen Sex. Es geht nicht darum, irgendetwas schnell zu erreichen. Sie geben sich einfach dem Hier und Jetzt hin und genießen jeden Augenblick.

Wenn Sie körperliche Empfindungen bewusst wahrnehmen, ist der sinnliche Gewinn groß. Sie lernen auch kleine und zarte Berührungen schätzen. Vielleicht brauchten Sie früher schnelle und heftige genitale Reibung, um erregt zu werden. Jetzt kann eine sachte Berührung mit den Lippen oder Fingerspitzen Lustgefühle auslösen, und eine Feder, die über die Haut streicht, versetzt Sie möglicherweise in Ekstase. Die Lust, die sich einst auf die Genitalien beschränkte, spüren Sie nun im ganzen Körper.

Probieren Sie die Übungen, die »die Sinne wecken« (Seite 38–39 und 46–47), um Ihre Achtsamkeit zu steigern.

Lieben Sie Ihren Körper

Beim Tantra spielen körperliche Attraktivität und andere Klischees keine Rolle. Der Körper gilt nicht nur als göttlich, sondern er wird als Medium verehrt, das Sie zum höheren Bewusstsein führen kann. Zwar ist ein gesunder Körper erwünscht, aber er muss weder jung noch schlank, noch schön sein. Nichts braucht Liebenden peinlich zu sein. Wenn Sie sich in Ihrer Haut wohl fühlen, können Sie den Sex wirklich ge-

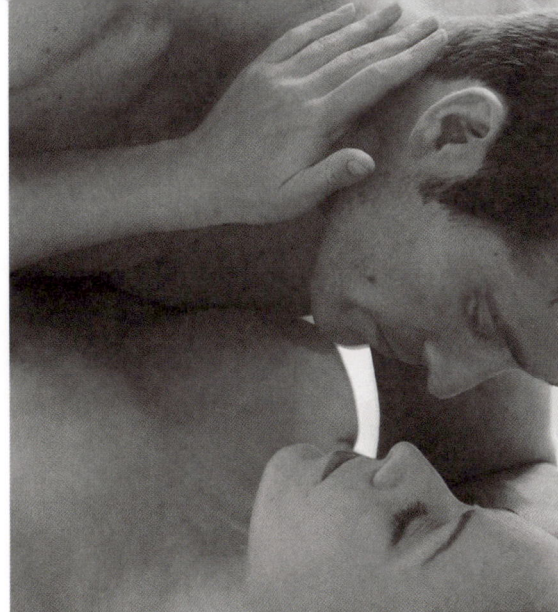

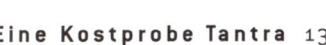

nießen, weil Sie nicht versuchen, einen Teil Ihres Körpers zu verstecken oder damit zu prahlen.

Wenn Sie Tantra üben, sind Sie stolz auf Ihren Körper; aber das hat nichts mit den üblichen Vorstellungen von Schönheit zu tun. Sie werden selbstbewusster und träumen nicht mehr von einem Körper, der besser ist als der, den Sie haben. Das gilt vor allem für Frauen, die ja von der Gesellschaft am stärksten unter Druck gesetzt werden, damit sie sich körperlichen Klischees anpassen. Sobald Sie sich in Ihrem Körper wohlfühlen, sitzen, stehen und bewegen Sie sich selbstsicherer und strahlen natürlichen Charme aus. Und je charmanter Sie werden, desto attraktiver werden Sie und desto besser fühlen Sie sich. Die »Körperreise« auf Seite 55 hilft Ihnen, sich in Ihren Körper zu verlieben.

Genießen Sie den Augenblick

Stellen Sie sich vor, Sie trinken zwei Gläser guten Wein. Nehmen Sie das erste Glas in die Hand, und atmen Sie mit geschlossenen Augen das Bouquet ein. Führen Sie das Glas gemächlich an die Lippen, und nehmen Sie einen Schluck. Behalten Sie den Wein im Mund, bis Sie das komplexe Aroma in sich aufgenommen haben und davon überwältigt sind.

Führen Sie dann das zweite Glas an den Mund, und trinken Sie es aus. So schmecken Sie den Wein nur flüchtig, während er über die Zunge fließt.

Der Unterschied zwischen dem ersten und dem zweiten Glas vermittelt einen Eindruck vom Ziel des Tantra: Beim ersten Mal haben Sie bewusst getrunken, beim zweiten Mal nicht. Tantra hilft Ihnen, nicht nur beim Sex, sondern im ganzen Leben bewusst zu sein.

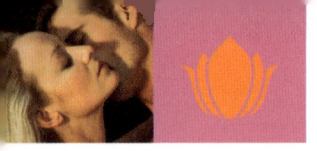

»Wenn Sie sich allein darauf konzentrieren, was beim Sex mit dem Körper vor sich geht, geschieht etwas Wundersames: Körper, Seele und Geist werden eins.«

Nichts versuchen, sondern genießen

Beim herkömmlichen Sex wird viel probiert: Sie versuchen, erregt zu werden und zu bleiben, den Orgasmus zu erreichen oder zu verzögern, dem Partner einen Orgasmus zu verschaffen – und dabei auch noch gut auszusehen.

Beim Tantra lassen Sie sexuelle Ziele los. Sie brauchen keine steinharte, dauerhafte Erektion, Ihre Erregung muss nicht auf dem Gipfel verharren, und Sie müssen nicht jedes Mal den Höhepunkt erreichen.

Wenn Sie Ziele verfolgen, leben Sie nie im Augenblick. Anstatt die Reise zu genießen, denken Sie darüber nach, welchen Weg Sie wählen und wie schnell oder langsam Sie reisen sollen. Dadurch entgeht Ihnen ein großer Teil der Freude.

Doch wenn Sie sich allein darauf konzentrieren, was beim Sex mit dem Körper vor sich geht, geschieht etwas Wundersames: Körper, Seele und Geist werden eins, und die sexuelle Energie fließt ungehindert. Ihre Lust beschränkt sich nicht auf die Genitalien, sondern erfasst den ganzen Körper.

Rituale sind wichtig

Rituale sind ein wichtiger Teil des Tantra. Sie vertiefen Ihre Erfahrungen und geben ihnen eine Form, so dass aus alltäglichem Sex etwas Heiliges wird. Rituale verbinden Sie mit dem Partner und verleihen allem, was Sie tun, einen Hauch von Besonderheit und Spiritualität. Eine altbewährte Tantra-Technik bereitet Ihr Zimmer auf die Liebe vor und macht aus ihm ein friedvolles und meditatives Heiligtum (siehe Seite 34–35). Bei einem anderen Ritual verbeugen Sie sich vor dem Partner, ehe Sie mit dem Sex beginnen (siehe nächste Seite). Vielleicht kommen Ihnen manche Rituale anfangs seltsam, lustig, unangebracht oder zu ernsthaft vor. Dennoch lohnt es sich, das Gefühl der tiefen Verbundenheit zu erforschen, das sie auslösen.

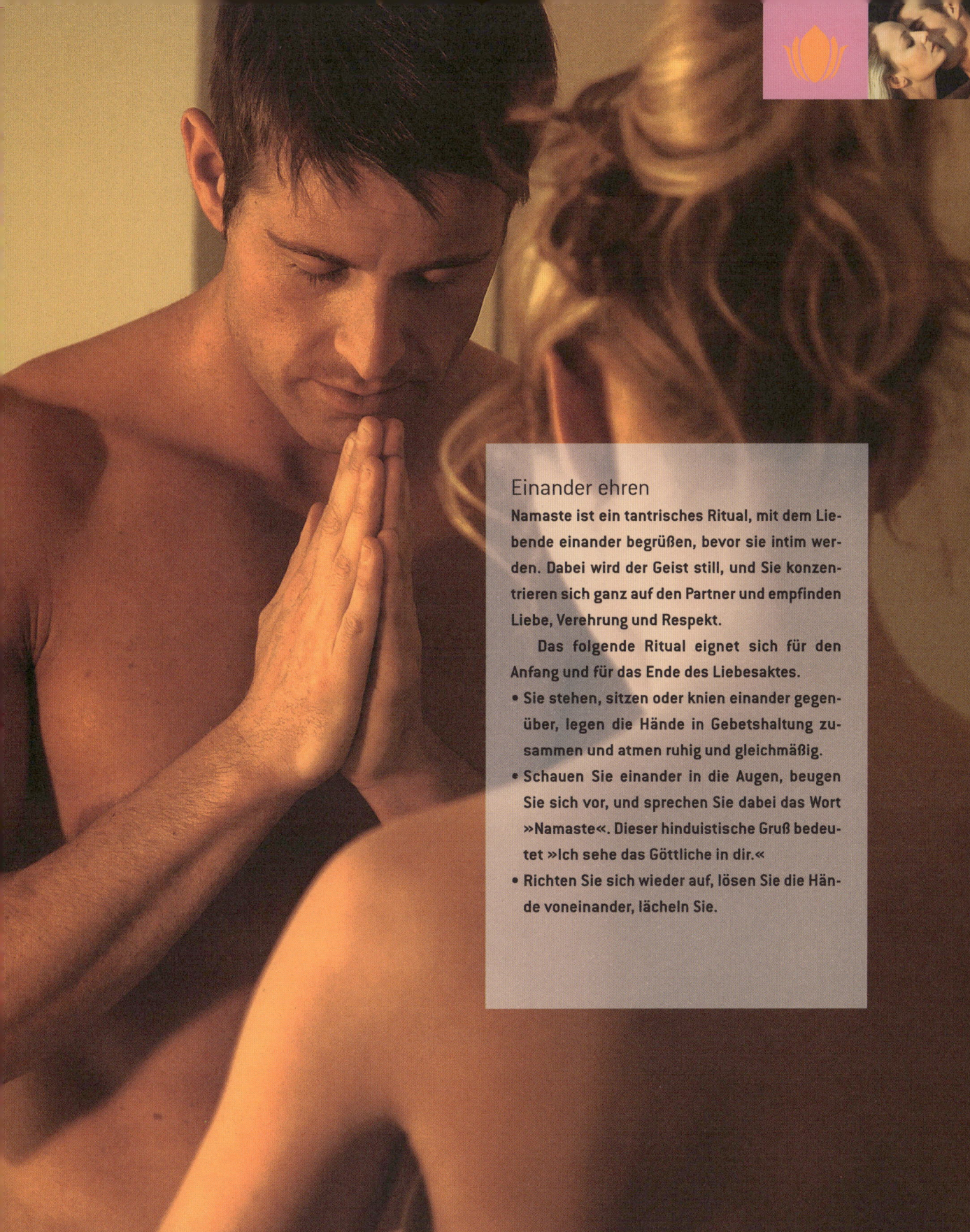

Einander ehren

Namaste ist ein tantrisches Ritual, mit dem Liebende einander begrüßen, bevor sie intim werden. Dabei wird der Geist still, und Sie konzentrieren sich ganz auf den Partner und empfinden Liebe, Verehrung und Respekt.

Das folgende Ritual eignet sich für den Anfang und für das Ende des Liebesaktes.

• Sie stehen, sitzen oder knien einander gegenüber, legen die Hände in Gebetshaltung zusammen und atmen ruhig und gleichmäßig.
• Schauen Sie einander in die Augen, beugen Sie sich vor, und sprechen Sie dabei das Wort »Namaste«. Dieser hinduistische Gruß bedeutet »Ich sehe das Göttliche in dir.«
• Richten Sie sich wieder auf, lösen Sie die Hände voneinander, lächeln Sie.

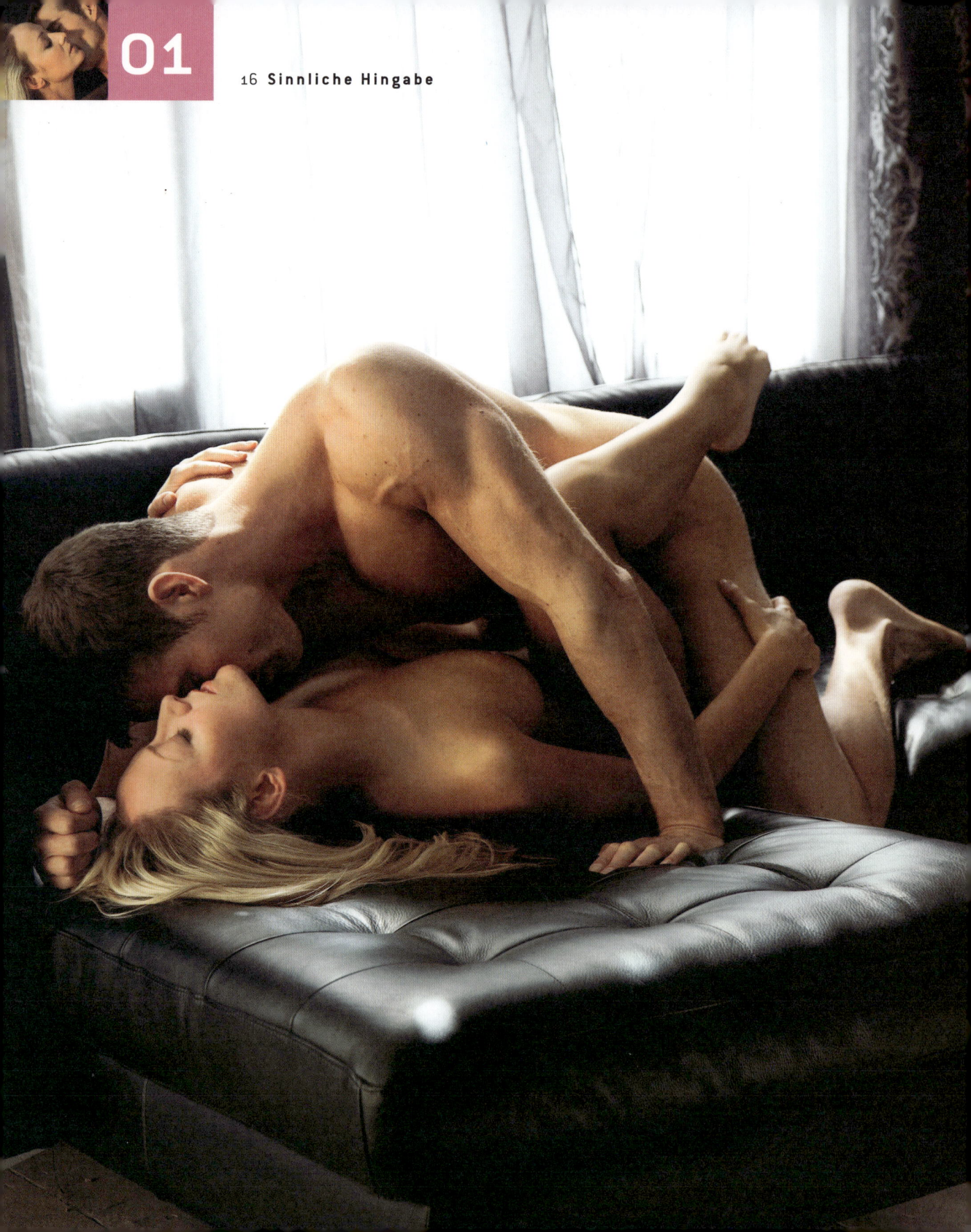

Zärtliche Umarmung

Dies ist eine sehr gute Stellung für den Beginn Ihrer Tantra-Praxis. Nachdem Sie einander mit »Namaste« begrüßt haben (siehe Seite 15), legt sie sich auf den Rücken und schließt die Beine, während er auf sie gleitet und sanft eindringt. Da Sie einander in die Augen sehen, können Sie die zärtliche, enge und intime Umarmung vollständig genießen.

Diese Stellung ist auch dann geeignet, wenn er einen großen Penis und sie eine kleine Vagina hat. Doch selbst wenn er weniger üppig ausgestattet und sie nicht so eng ist, hat diese Stellung ebenso körperliche und seelische Stimulation wie auch Intensität zu bieten.

Da ihre Vagina in dieser Stellung kontrahiert, sollte er langsam eindringen, um ihr nicht weh zu tun. Dies ist auch eine gute Gelegenheit, die glückselige Spannung des Eindringens auszudehnen. Sie kann sich dabei entspannen und tief in die Genitalien hinein atmen, bis ihre Liebesmuskeln (siehe Seite 62–65) völlig locker werden und sich ihm öffnen. Bleiben Sie in dieser Stellung, solange Sie wollen, mindestens aber 15 bis 20 Minuten, damit Sie Zeit haben, sich aufeinander einzustimmen

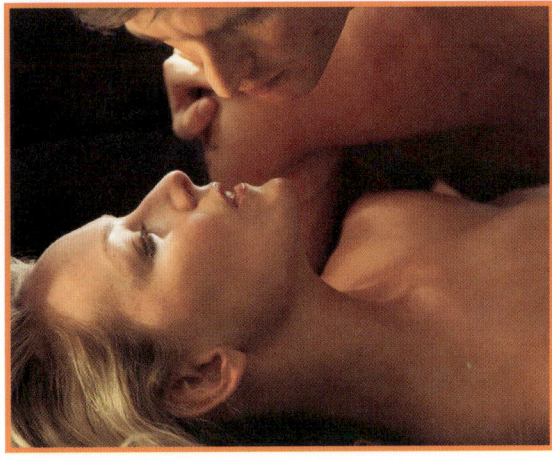

Synchrones Atmen

Diese Übung hält seine Erregung im Zaum, verlängert den Akt und hilft Ihnen, beim Sex konzentriert zu bleiben.

FRAUEN: Versuchen Sie, sich der Atmung des Partners in dieser höchst erotischen Stellung anzupassen. Liegen Sie sofort nach dem Eindringen still, beobachten Sie das Tempo, den Rhythmus und die Tiefe seiner Atmung genau, und atmen Sie dann so wie er. Er wird allmählich schneller, keuchender und flacher atmen, weil seine Erregung zunimmt. Wenn Sie spüren, dass er dem Höhepunkt nahe ist, hören Sie auf, ihn zu imitieren und atmen langsamer und tiefer. Versuchen Sie, ihn vom Gipfel herunterzuführen, indem Sie auch seine Atmung verlangsamen.

Wenn Ihre Gedanken abschweifen, kehren Sie zum synchronen Atmen zurück. Mit etwas Übung wird das synchrone Atmen intuitiv, und Sie atmen beide im Einklang.

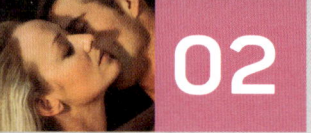

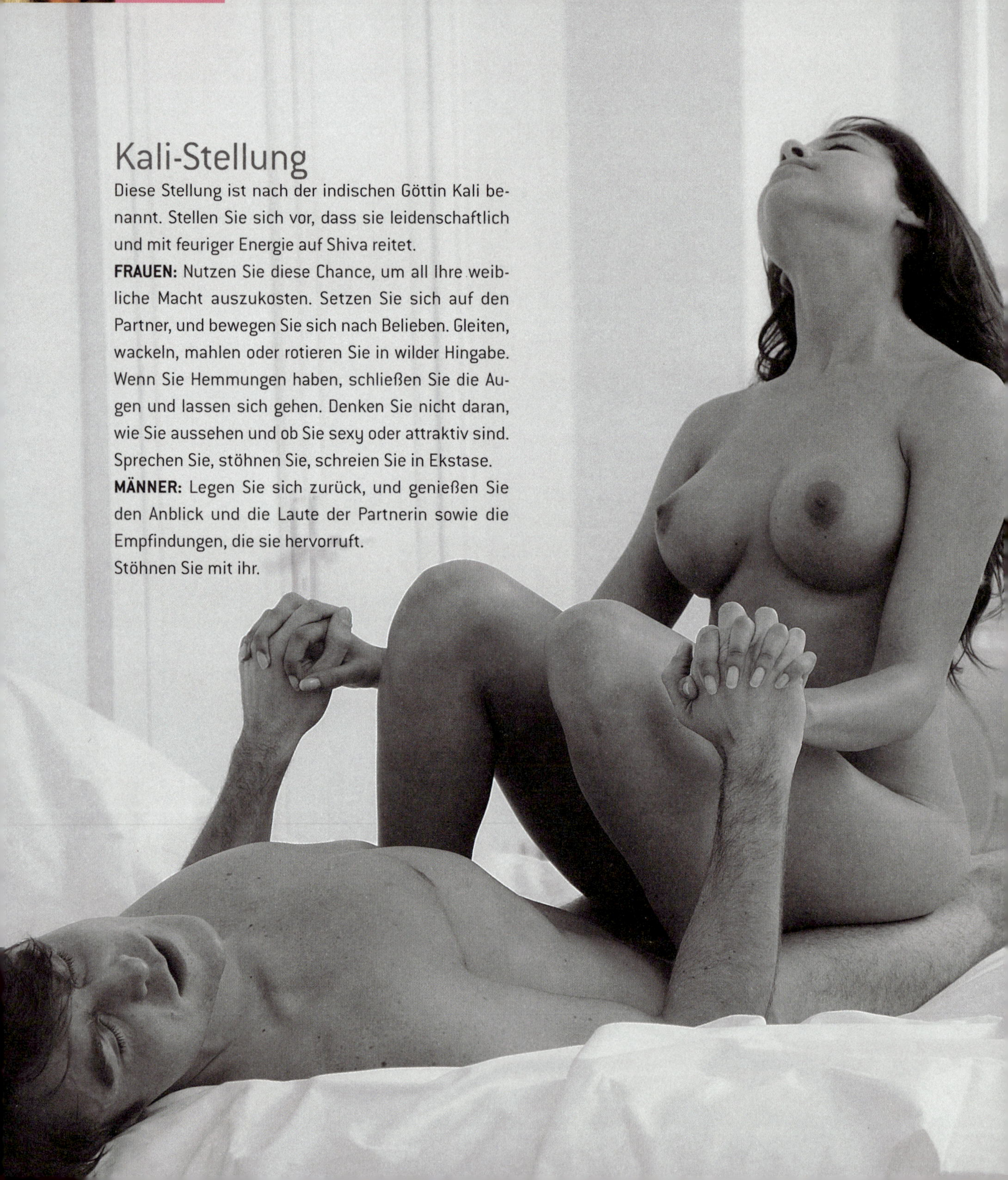

Kali-Stellung

Diese Stellung ist nach der indischen Göttin Kali be-
nannt. Stellen Sie sich vor, dass sie leidenschaftlich
und mit feuriger Energie auf Shiva reitet.

FRAUEN: Nutzen Sie diese Chance, um all Ihre weibliche Macht auszukosten. Setzen Sie sich auf den
Partner, und bewegen Sie sich nach Belieben. Gleiten,
wackeln, mahlen oder rotieren Sie in wilder Hingabe.
Wenn Sie Hemmungen haben, schließen Sie die Augen und lassen sich gehen. Denken Sie nicht daran,
wie Sie aussehen und ob Sie sexy oder attraktiv sind.
Sprechen Sie, stöhnen Sie, schreien Sie in Ekstase.

MÄNNER: Legen Sie sich zurück, und genießen Sie
den Anblick und die Laute der Partnerin sowie die
Empfindungen, die sie hervorruft.
Stöhnen Sie mit ihr.

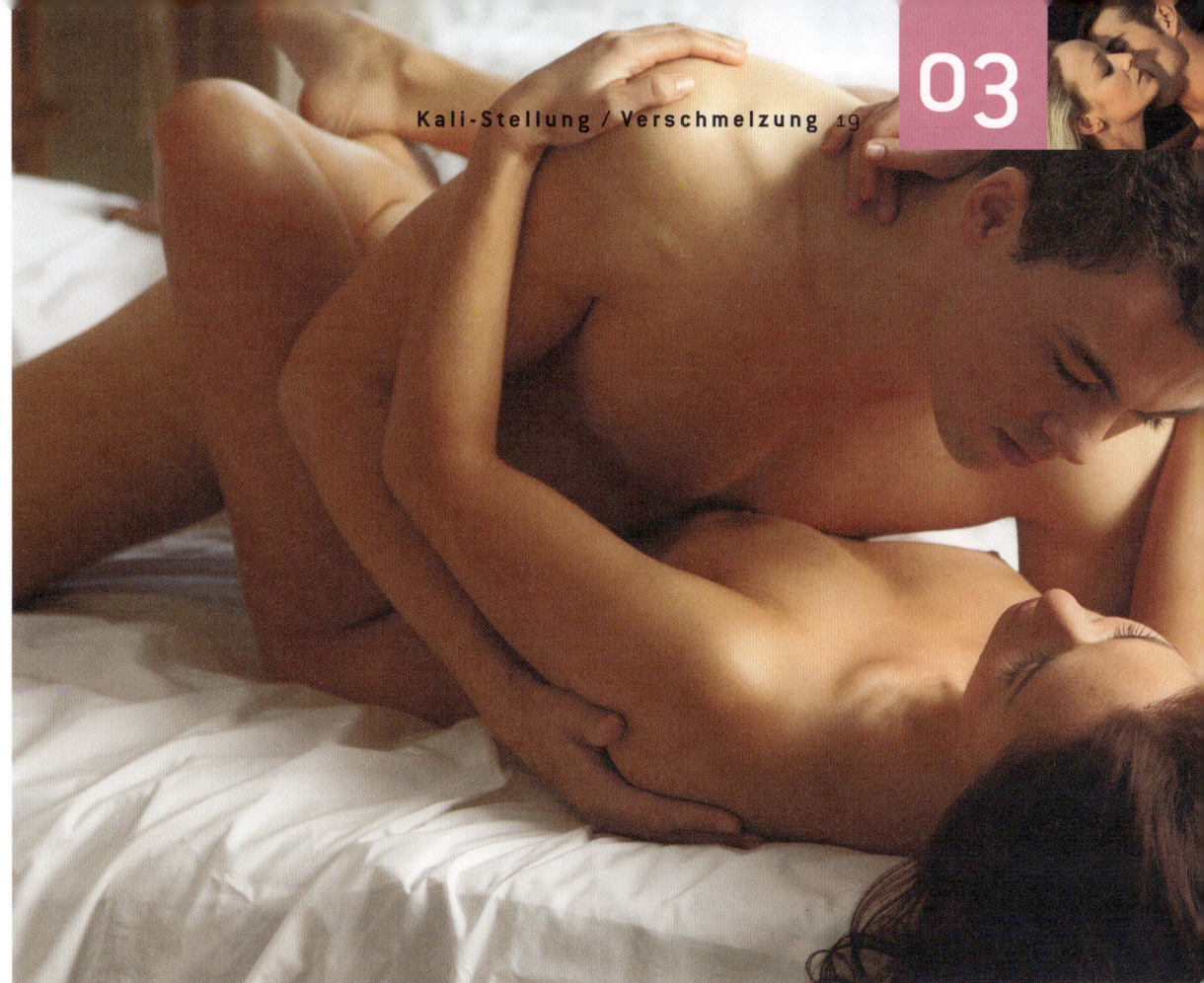

Verschmelzung

Beim Tantra versuchen Sie, sich einander völlig hinzugeben und in Ihren Empfindungen – Haut an Haut, synchrone Atmung – aufzugehen. In dieser Stellung sind Sie eng miteinander verschlungen und genießen die innige Verbindung.

Sie umschlingt ihn so eng wie möglich und zieht ihn nicht nur mit den Armen und Beinen an sich, sondern auch mit ihrer Yoni (siehe Seite 9). Sobald Sie einen gleichmäßigen Bewegungsrhythmus gefunden haben, synchronisieren Sie Ihre Atmung mit der des Partners (siehe Seite 17). Stellen Sie sich vor, miteinander eins zu werden, zu einem einzigen Wesen zu verschmelzen, bis Ihr ganzes Bewusstsein aus dem ein- und ausströmenden Atem besteht.

Nehmen Sie sich Zeit – der Orgasmus kann warten. Konzentrieren Sie sich auf das, was jetzt geschieht; genießen Sie mit allen Sinnen die wundervollen Empfindungen beim Atmen und Bewegen, während Ihre nackten Körper sich in inniglicher Verbundenheit aneinander pressen.

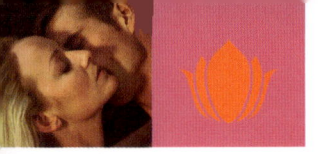

Tantra-Technik

Atembeobachtung

Das Einssein mit dem Körper ist ein wichtiger Teil des Tantra. Es lässt sich erreichen, wenn Sie Ihre Atmung beobachten. Stilles Sitzen und die Beobachtung der Atemluft, die in den Körper fließt und ihn wieder verlässt, hat überraschend tief gehende Wirkungen.

Bewusstes Atmen macht Sie nicht nur friedvoller und entspannter, sondern auch mit Ihrem Körper besser vertraut. Der Geist wird still und ruhig und wird nicht mehr von den üblichen Gedanken beherrscht: Wie spät ist es? Was soll ich tun? Warum hatte ich gestern diesen Streit? Alles, woran Sie denken müssen, ist die Ebbe und Flut Ihres Atems, und mit etwas Übung finden Sie heraus, dass Sie nicht einmal daran zu denken brauchen. Sie können still in Ihrem atmenden Körper ruhen und die glückselige Einheit mit Ihrem Partner genießen.

Vielleicht haben Sie anfangs Mühe, sich zu konzentrieren. Seien Sie beharrlich und geduldig, und beschließen Sie, 10 Minuten lang zu üben.

ATEMBEWUSSTSEIN

Schritt 1 Setzen Sie sich nackt Ihrem Partner gegenüber. Schließen Sie die Augen, nehmen Sie sich Zeit, um sich zu zentrieren. Beobachten Sie Ihren nächsten Atemzug mit offenen oder geschlossenen Augen. Ist er kurz und zögerlich oder schnell und heftig?

Schritt 2 Atmen Sie allmählich tiefer, bis in den Kern des Körpers hinein. Konzentrieren Sie sich auf die Atmung. Wenn die Gedanken abschweifen, führen Sie sie sanft zurück, selbst wenn Sie das jede Sekunde tun müssen. Machen Sie weiter, bis es gelingt.

Schritt 3 Die Atmung wird jedes Mal tiefer und befriedigender. Achten Sie auf jede Empfindung. Wie fühlt es sich an, wenn der Bauch sich hebt und senkt? Stellen Sie sich vor, wie die Luft Sie innerlich streichelt.

Schritt 4 Nach 10 Minuten atmen Sie wieder normal. Kommen Sie aus Ihrem Körper »heraus«, und kehren Sie in Ihre Gedankenwelt zurück. Wie unterscheiden sich die beiden Zustände?

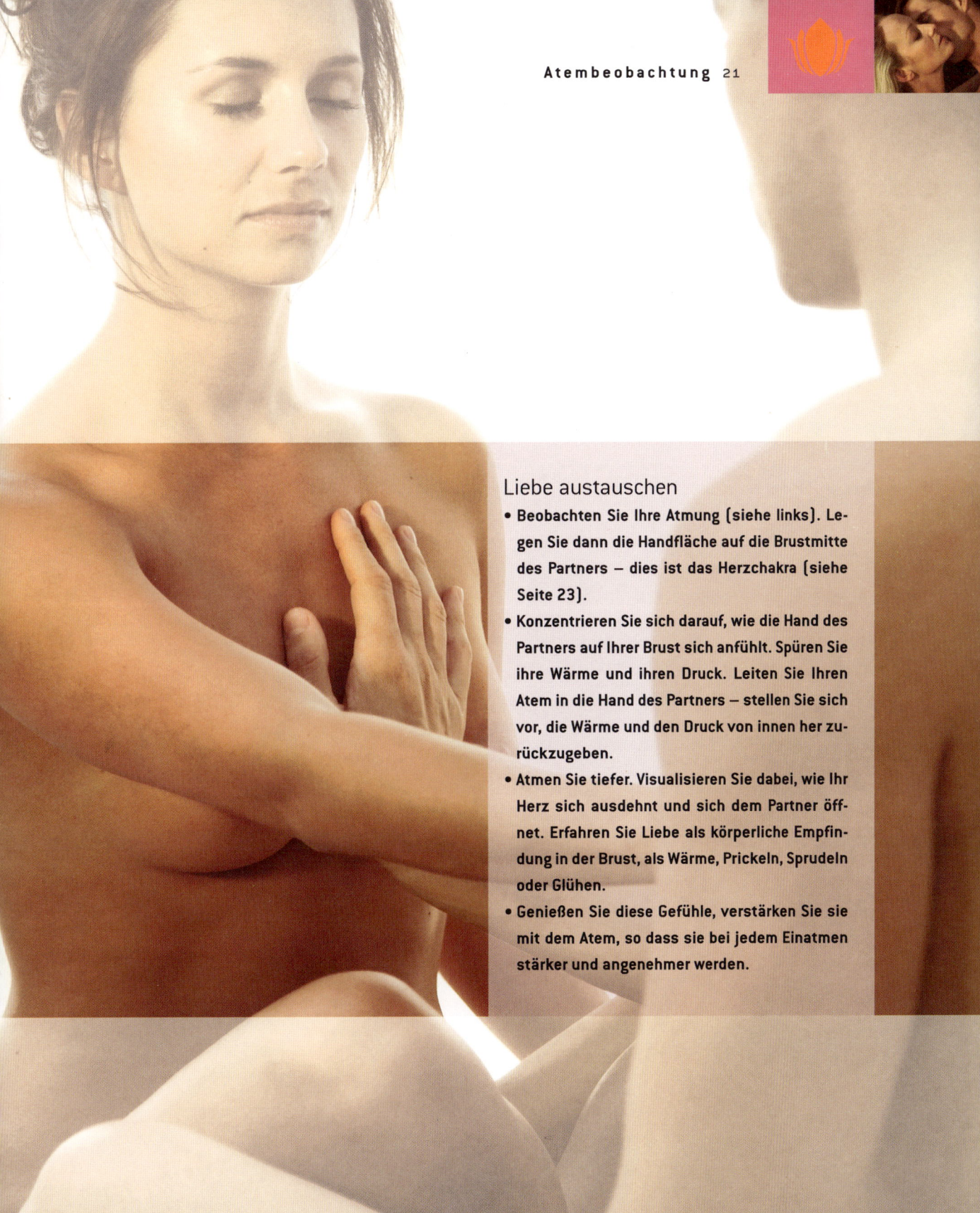

Liebe austauschen

- Beobachten Sie Ihre Atmung (siehe links). Legen Sie dann die Handfläche auf die Brustmitte des Partners – dies ist das Herzchakra (siehe Seite 23).
- Konzentrieren Sie sich darauf, wie die Hand des Partners auf Ihrer Brust sich anfühlt. Spüren Sie ihre Wärme und ihren Druck. Leiten Sie Ihren Atem in die Hand des Partners – stellen Sie sich vor, die Wärme und den Druck von innen her zurückzugeben.
- Atmen Sie tiefer. Visualisieren Sie dabei, wie Ihr Herz sich ausdehnt und sich dem Partner öffnet. Erfahren Sie Liebe als körperliche Empfindung in der Brust, als Wärme, Prickeln, Sprudeln oder Glühen.
- Genießen Sie diese Gefühle, verstärken Sie sie mit dem Atem, so dass sie bei jedem Einatmen stärker und angenehmer werden.

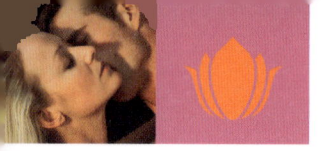
Der tantrische Weg
Die Chakren

Wenn Sie Tantra üben, spüren Sie immer deutlicher, wie die Energie sich anfühlt, die durch den Körper fließt. Vor allem werden Sie sich der Empfindungen an bestimmten Stellen der Körperachse, der senkrechten Linie in Ihrer Körpermitte, bewusst. Dort befinden sich Energiezentren, die mit verschiedenen Teilen des Körpers, der Seele und des Geistes sowie unterschiedlichen Seinszuständen verbunden sind.

Es gibt sieben Chakren, und jedes Chakra hat seine eigene Farbe und seinen eigenen Nutzen (siehe Seite 23), sofern die Energie frei hindurchfließen kann. Alle sieben Chakren liegen auf einer senkrechten Achse namens *Sushumna*.

Eines der Ziele des Tantra besteht darin, einen Zustand der göttlichen Einheit zu erfahren, indem Sie Energie vom Wurzelchakra unten am *Sushumna* bis zum Kronenchakra knapp über dem Scheitel leiten. Viele Übungen in diesem Buch setzen ein Grundwissen über die Chakren und ihre Lage voraus.

DIE CHAKREN ÖFFNEN
Befreien Sie Ihre Energie.

Wenn Sie sexuelle Energie durch das Wurzelchakra strömen lassen, wird Ihr Geschlechtstrieb stark und gesund.

Wenn Sie Energie ungehindert durch das Sakralchakra fließen lassen, können Sie sich mühelos mit Ihrem Partner verbinden.

Wenn Sie Energie durch den Solarplexus leiten, entdecken Sie die Macht Ihrer Persönlichkeit und bekommen Ihre Gefühle in den Griff.

Mit Hilfe des Herzchakras empfinden Sie offenherzige Liebe und Mitgefühl.

Wenn die Energie durch das Kehlchakra strömt, verbessert sich Ihr Selbstausdruck.

Das dritte Auge kann Sie in einen Zustand der friedvollen Achtsamkeit versetzen und die Intuition stärken.

Wenn Energie frei durch das Kronenchakra fließt, können Sie ein Gefühl von Einheit genießen.

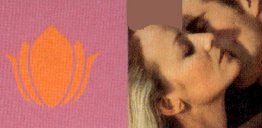

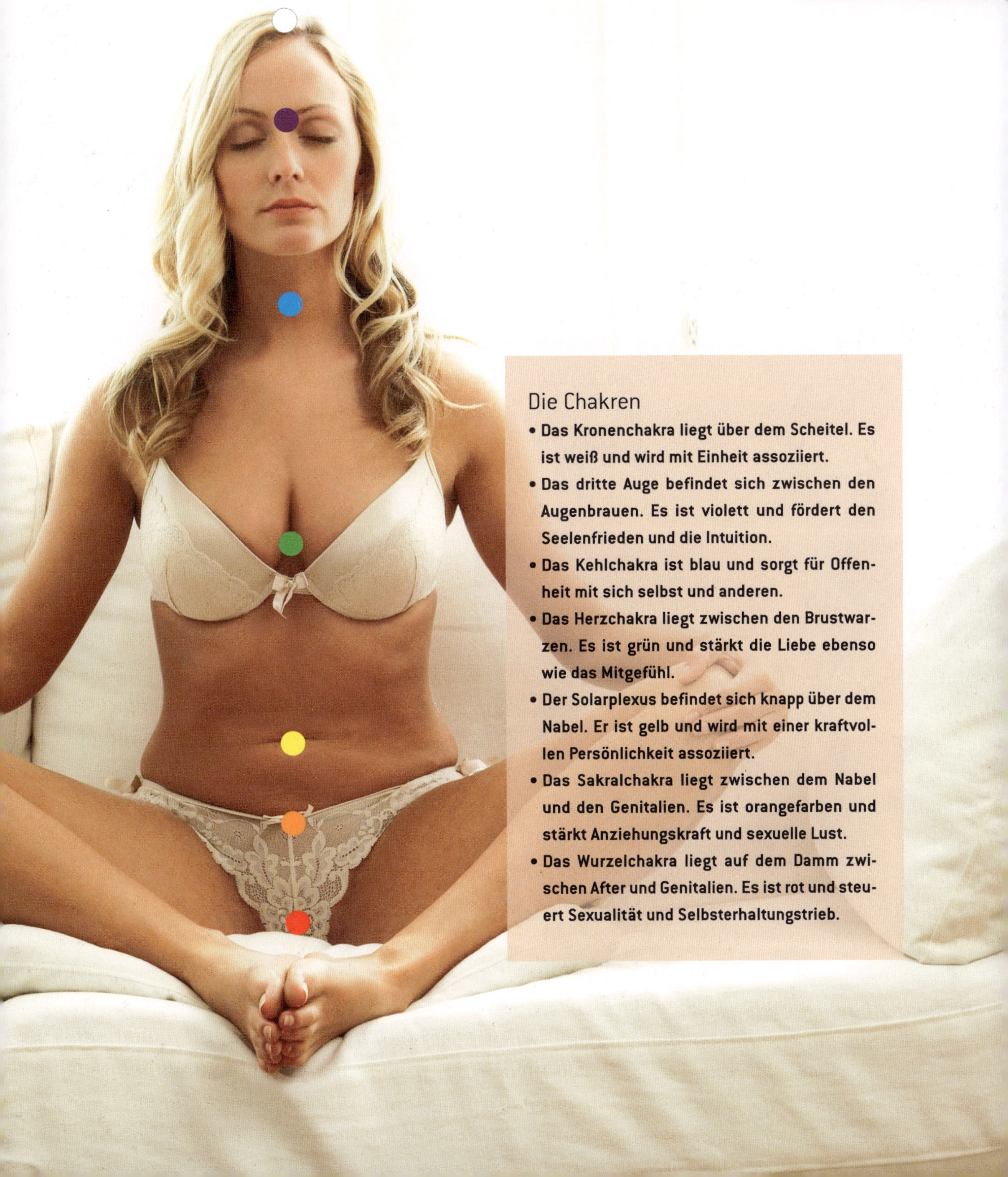

Die Chakren

- **Das Kronenchakra** liegt über dem Scheitel. Es ist weiß und wird mit Einheit assoziiert.
- **Das dritte Auge** befindet sich zwischen den Augenbrauen. Es ist violett und fördert den Seelenfrieden und die Intuition.
- **Das Kehlchakra** ist blau und sorgt für Offenheit mit sich selbst und anderen.
- **Das Herzchakra** liegt zwischen den Brustwarzen. Es ist grün und stärkt die Liebe ebenso wie das Mitgefühl.
- **Der Solarplexus** befindet sich knapp über dem Nabel. Er ist gelb und wird mit einer kraftvollen Persönlichkeit assoziiert.
- **Das Sakralchakra** liegt zwischen dem Nabel und den Genitalien. Es ist orangefarben und stärkt Anziehungskraft und sexuelle Lust.
- **Das Wurzelchakra** liegt auf dem Damm zwischen After und Genitalien. Es ist rot und steuert Sexualität und Selbsterhaltungstrieb.

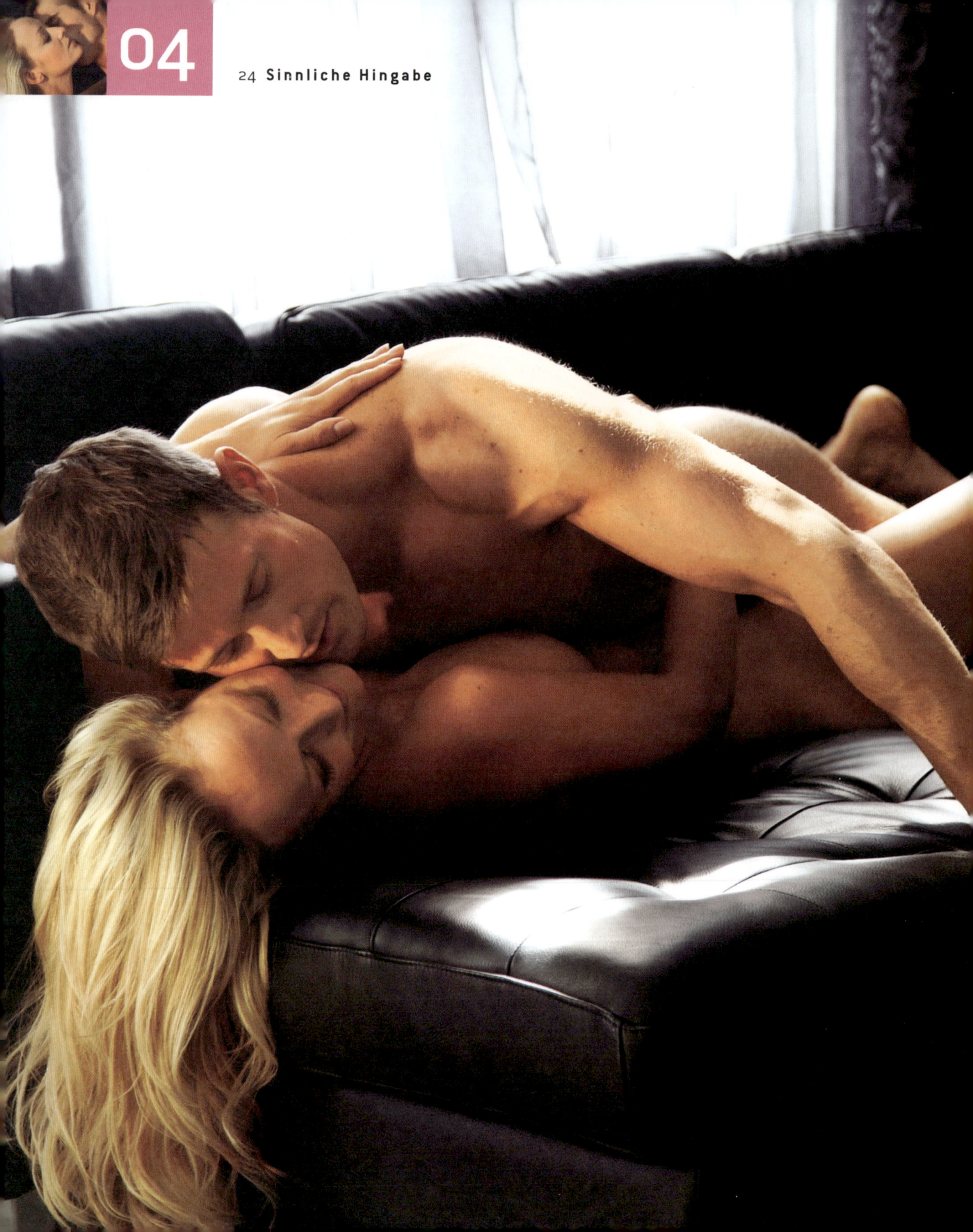

Verschmelzende Liebe

Diese liebevolle Umarmung sorgt für eine starke Bindung. Sie schlingt die Oberschenkel um seine Beine, und er genießt das köstliche Gefühl, festgehalten zu werden.

Die Oberkörper liegen eng aneinander. Dadurch fällt es den Partnern leichter, über die Verbindung zwischen ihren Herzchakren (siehe rechts) zu meditieren. Beide fühlen sich so eng umschlungen, dass die Grenzen zwischen ihren Körpern verschwimmen.

Diese Stellung heißt auch Morgen- und Abendgebet. Es ist eine gute Methode, einander ganz nahe zu sein, wenn Sie morgens aufwachen oder abends zu Bett gehen. Da Sie sich in einem Zustand zwischen Wachsein und Schlaf befinden, sind Sie entspannt und geschmeidig, und der Geist ist noch nicht aktiv. Darum ist es leichter, sich ganz Ihrer Sinnlichkeit hinzugeben. Bleiben Sie in dieser Stellung, solange Sie wollen, mindestens aber 15 bis 20 Minuten lang, damit Sie Zeit haben, sich aufeinander einzustimmen und sich einander zu öffnen.

MÄNNER: Bewegen Sie sich nur leicht, so dass Sie Ihre Erektion behalten, aber nicht ejakulieren.

FRAUEN: Entspannen Sie sich langsam in dieser Stellung. Schließen Sie die Augen, und genießen Sie die intensiven Empfindungen, die sein Körper auf Ihrem auslöst.

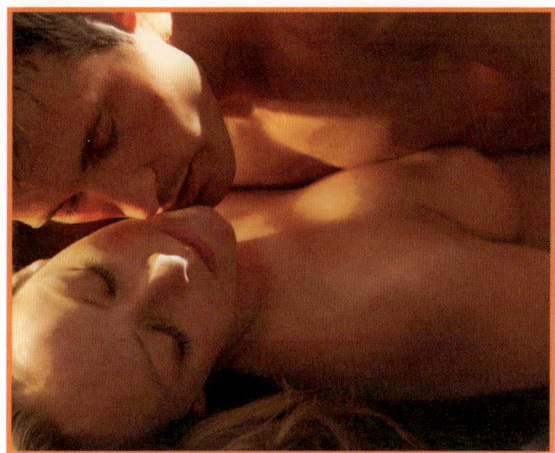

Herzchakra-Meditation

Konzentrieren Sie sich während der Verschmelzenden Liebe auf die Wärme und den Druck sowie auf subtile Empfindungen, zum Beispiel auf seine Brusthaare, die ihre Brüste kitzeln.

Atmen Sie durch das Wurzelchakra (siehe Seite 28–31) ein, und leiten Sie den Atem hinauf in die Brustmitte. Nehmen Sie die sexuelle Energie aus den Genitalien mit. Spüren Sie, wie die Brust sich mit der Atmung öffnet und weitet. Atmen Sie durch das Wurzelchakra aus, und lösen Sie sich dabei von Wut, Groll und Trauer.

Synchronisieren Sie Ihre Atmung allmählich, bis Sie beide in Ihre Herzchakren atmen (siehe Seite 23). Visualisieren Sie, dass Ihr Herz sich dem Partner öffnet, und hüllen Sie sich in eine Aura der Sanftheit und Verwundbarkeit ein. Wenn Sie wollen, können Sie beim Einatmen stumm das Wort »Liebe« sprechen, um die Konzentration zu fördern.

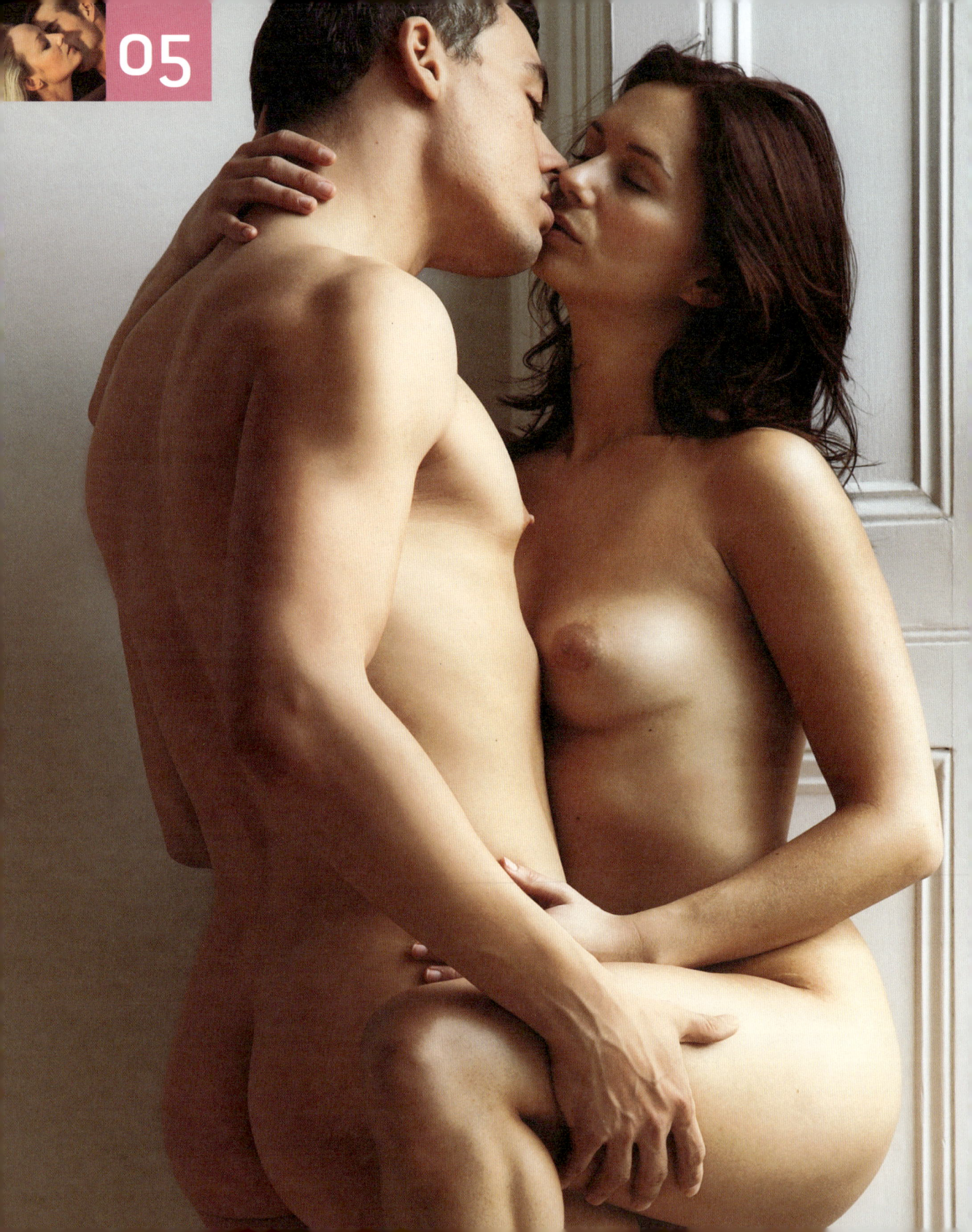

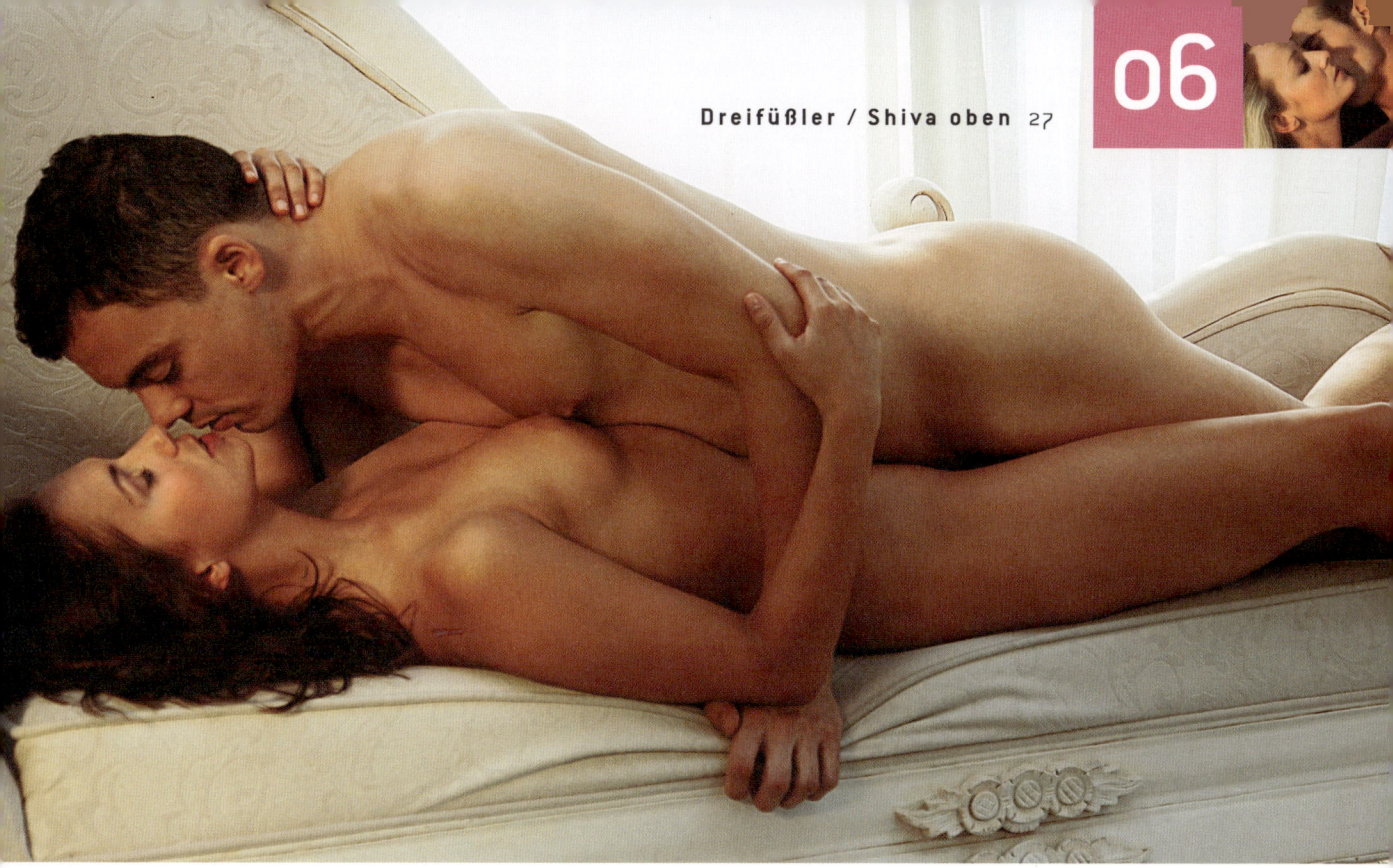

Der Dreifüßler

Diese Stellung verschafft ihm eine vollständige »Chakra-Erfahrung«. Sie kniet vor seinen Füßen, nimmt seinen Lingam (siehe Seite 9) in den Mund und massiert seinen Damm, den Sitz des Wurzelchakras (siehe Seite 23). Er schließt die Augen und konzentriert sich auf die prickelnde sexuelle Energie an dieser Stelle. Wenn sie bereit ist, bewegt sie sich langsam nach oben und küsst dabei seinen Bauch und seine Brust.

MÄNNER: Stellen Sie sich vor, dass die sexuelle Lust durch Ihren Körper nach oben zieht.

FRAUEN: Wenn Sie sich nach oben gearbeitet haben, küssen Sie ihn innig und verführerisch auf den Mund, bevor Sie ein Bein um sein Bein legen und ihn beim Eindringen führen.

Vielleicht müssen Sie still halten, damit er nicht herausrutscht. Genießen Sie das Gefühl der statischen Vereinigung, und lassen Sie die Liebesmuskeln (siehe Seite 62–64) spielen.

Shiva oben

Tantra kann selbst der Missionarsstellung neues Leben einhauchen und ihre Magie wiederherstellen. Konzentrieren Sie sich auf das herrlich sinnliche »Haut-an-Haut-Gefühl«.

Genießen Sie den Druck auf die Genitalien, den Einklang der Herzen und die verschmelzenden Lippen. Sie können einander in die Augen schauen und küssen, und Sie können das Gefühl der Verbindung und Einheit vertiefen, indem Sie die Lippenpaare schließen und den Atem des anderen einatmen. Geben Sie sich einander vollständig hin.

MÄNNER: Übernehmen Sie das Kommando. Fühlen Sie sich stark, wild und dominant. Bewegen Sie sich so, dass die Partnerin Ihren Penis in seiner ganzen Länge spürt.

FRAUEN: Ihr Körper sollte sich seinem Körper wie eine Blüte öffnen. Lassen Sie sich gehen, und geben Sie sich ihm ganz hin, während er auf Ihnen liegt.

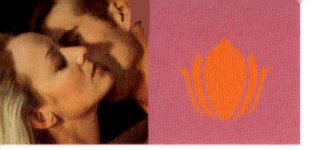

Tantra-Technik
Chakrenatmung

Wenn Sie gelernt haben, bewusst zu atmen (siehe Seite 20), sind Sie an die köstlichen Empfindungen gewöhnt, die der Atem in Ihnen auslöst. Die folgende Übung ist noch sinnlicher. Dabei atmen Sie in die Chakren hinein.

Chakren sind Energiewirbel, die auf der Mittellinie des Körpers liegen, vom Damm bis zur Krone des Kopfes. Für diese Übung müssen Sie die Lage der Chakren kennen – werfen Sie daher einen Blick auf Seite 23.

EROTISCHE ENERGIE NACH OBEN ZIEHEN

Schritt 1 Gehen Sie mit Ihrer Partnerin in ihr erotisches Heiligtum. Küssen und streicheln Sie einander, als wollten Sie Sex haben; aber hören Sie vorher auf, und bitten Sie die Partnerin, sich auf den Rücken zu legen und die Augen zu schließen (beim nächsten Mal tauschen Sie die Rollen). Streicheln Sie dann ihre Genitalien, während sie sich auf die Empfindungen konzentriert, die sich dort ansammeln.

Schritt 2 Sobald die Partnerin sehr erregt ist, drücken Sie mit den Fingern auf ihren Damm (das Wurzelchakra). Sie gibt sich Ihnen ganz hin und gehorcht Ihnen aufs Wort. Lesen Sie laut:

»Stelle dir vor, durch das Wurzelchakra einzuatmen, genau dort, wo meine Finger sich jetzt befinden. Atme aus, und stelle dir vor, dass die Luft durch dieses Chakra hinausströmt. Stelle dir bei jedem Einatmen vor, dass die sexuelle Energie stärker und erregender wird. Spüre sie als Wärme, die heißer wird. Visualisiere sie als Rot, das sich ausdehnt und intensiver wird.«

Schritt 3 Nachdem Ihre Partnerin etwa eine Minute lang durch das Wurzelchakra ein- und ausgeatmet hat, streichen Sie mit der Hand sanft und liebevoll hinauf zu ihrem Bauch und lassen die Hand unter ihrem Nabel (dem Sakralchakra) liegen. Lesen Sie laut:

»Stelle dir ein Rohr vor, das in gerader Linie vom Wurzel- zum Kronenchakra führt. Stelle dir vor, dass du alle erregenden sexuellen Empfindungen durch

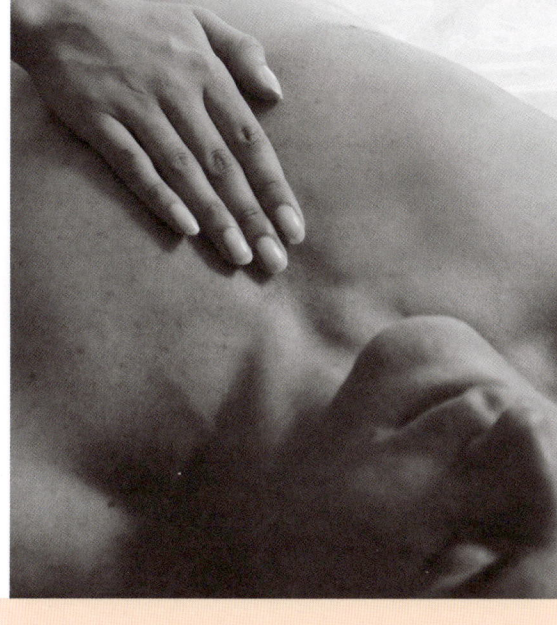

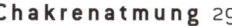
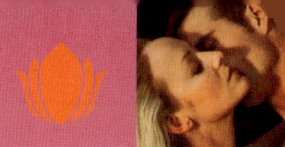

diese Röhre von den Genitalien nach oben ziehst. Atme durch das Wurzelchakra ein, und lass die sexuelle Energie durch das Rohr zu der Stelle fließen, auf der meine Hand liegt. Lass die Luft beim Ausatmen durch das Wurzelchakra hinausströmen. Wenn die sexuelle Energie von den Genitalien in den Bauch steigt, visualisierst du, dass ihre Farbe von Rot zu Orange wechselt.«

DIE TECHNIK ÜBEN

Wenn Sie die Chakrenatmung zum ersten Mal ausprobieren, hören Sie beim Sakralchakra auf und üben einige Zeit, was Sie bisher gelernt haben. Gewöhnen Sie sich daran, sexuelle Energie in den Genitalien zu sammeln und in den Bauch zu leiten. Üben Sie das Ein- und Ausatmen durch das Wurzelchakra. Vielleicht kommt Ihnen das anfangs sonderbar vor, und Sie spüren nichts. Aber mit etwas Übung nehmen Sie Ihre Chakren bewusst wahr.

Tipps für Anfänger

- Nutzen Sie Ihre ganze Fantasie, während Ihr Partner die Anleitung vorliest. Visualisieren Sie, wie die Luft durch das Wurzelchakra fließt. Schließen Sie die Augen, und konzentrieren Sie sich auf die empfindliche Stelle am Damm, wo die Finger des Partners Sie berühren.
- Genießen Sie die Lust, die Sie bei der Chakrenatmung empfinden. Es geht darum, die sexuellen Empfindungen auszudehnen, bis der ganze Körper prickelt, nicht nur die Genitalien.
- Mit der Zeit wird die sinnliche Energie stärker. Erwarten Sie keine explosiven Orgasmen, die den ganzen Körper erschüttern. Achten Sie auf subtile Gefühle wie Wärme, Tröpfeln, Prickeln oder Verschmelzen, und versuchen Sie dann, sie mit der Atmung zu verstärken.

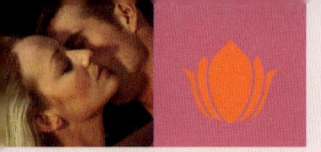

Wenn Sie beide diese Technik beherrschen, streichen Sie mit der Hand auf dem Körper der Partnerin nach oben und unten, während sie atmet. Bei jedem Einatmen führen Sie die Hand vom Wurzelchakra hinauf zu einem höheren Chakra und dann wieder hinunter. Dann kann Ihre Partnerin im Geiste einem gut sichtbaren Pfad folgen. Wenn Sie einen Punkt erreichen, an dem sich das Aufsteigen der sexuellen Energie nicht nur natürlich anfühlt, sondern auch angenehm und prickelnd, gehen Sie zur nächst höheren Ebene über.

WEITER NACH OBEN

Schritt 1 Wiederholen Sie alle bisherigen Schritte. Atmen Sie nun etwa eine Minute ins Sakralchakra hinein, und führen Sie dann die Hand mit einer weit ausholenden, zärtlichen Bewegung bis zum unteren Ende des Brustkorbs. Lesen Sie laut vor:

»Atme weiter durch das Wurzelchakra ein und aus, aber leite jetzt die Energie bis zu meiner Hand. Stelle dir deinen Atem als sexuelle Energie vor, die beim Aufsteigen immer mehr Körperteile erregt. Spüre, wie diese Energie in deinem Bauch und in deinem Solarplexus prickelt und pulsiert. Wenn die Energie meine Hand erreicht, nimmt sie eine gelbe Farbe an, die mit jedem Atemzug intensiver und lebendiger wird.«

Schritt 2 Streichen Sie nun mit der Hand hinauf zum Herzchakra in der Brustmitte. Lesen Sie laut vor:

»Atme durch das Wurzelchakra ein, und spüre, wie die Energie bis zu meiner Hand strömt. Spüre, wie deine Brust sich öffnet und weitet. Visualisiere eine grüne Farbe, die sich ausbreitet und bei jedem Atemzug stärker wird.«

Schritt 3 Lassen Sie die Hand nun hinauf zur Kehle der Partnerin gleiten und dort ruhen. Lesen Sie vor:

»Leite den Atem bis zu meiner Hand und lass ihn dann durch das Wurzelchakra hinausfließen. Spüre, wie die prickelnde sexuelle Energie nach oben zu meiner Hand steigt, und visualisiere, wie sie blau wird.«

>>Stelle dir bei jedem Einatmen vor, dass die sexuelle Energie stärker und erregender wird. Spüre sie als Wärme, die heißer wird.<<

Schritt 4 Legen Sie den Zeige- und Mittelfinger behutsam zwischen die Augenbrauen der Partnerin – auf ihr drittes Auge. Lesen Sie:

>>Leite deinen Atem bis zu meinen Fingern. Lass ihn sanft vom Wurzelchakra nach oben steigen. Bringe die Energie zu meinen Fingern und stelle dir vor, dass sie violett wird.<<

Schritt 5 Legen Sie nun die Handfläche auf den Scheitel der Partnerin, und sagen Sie:

>>Atme durch dein Wurzelchakra ein. Nimm deine sexuelle Energie auf und leite sie nach oben bis zu meiner Hand. Dein Körper pulsiert angenehm. Wärme und Lust durchströmen dich. Bade in weißem Licht.<<

VON LUST ÜBERWÄLTIGT

Legen Sie sich nach der Chakrenatmung nackt nebeneinander. Genießen Sie die Empfindungen. Jetzt können Sie die Rollen tauschen oder nahtlos zum Liebesakt übergehen.

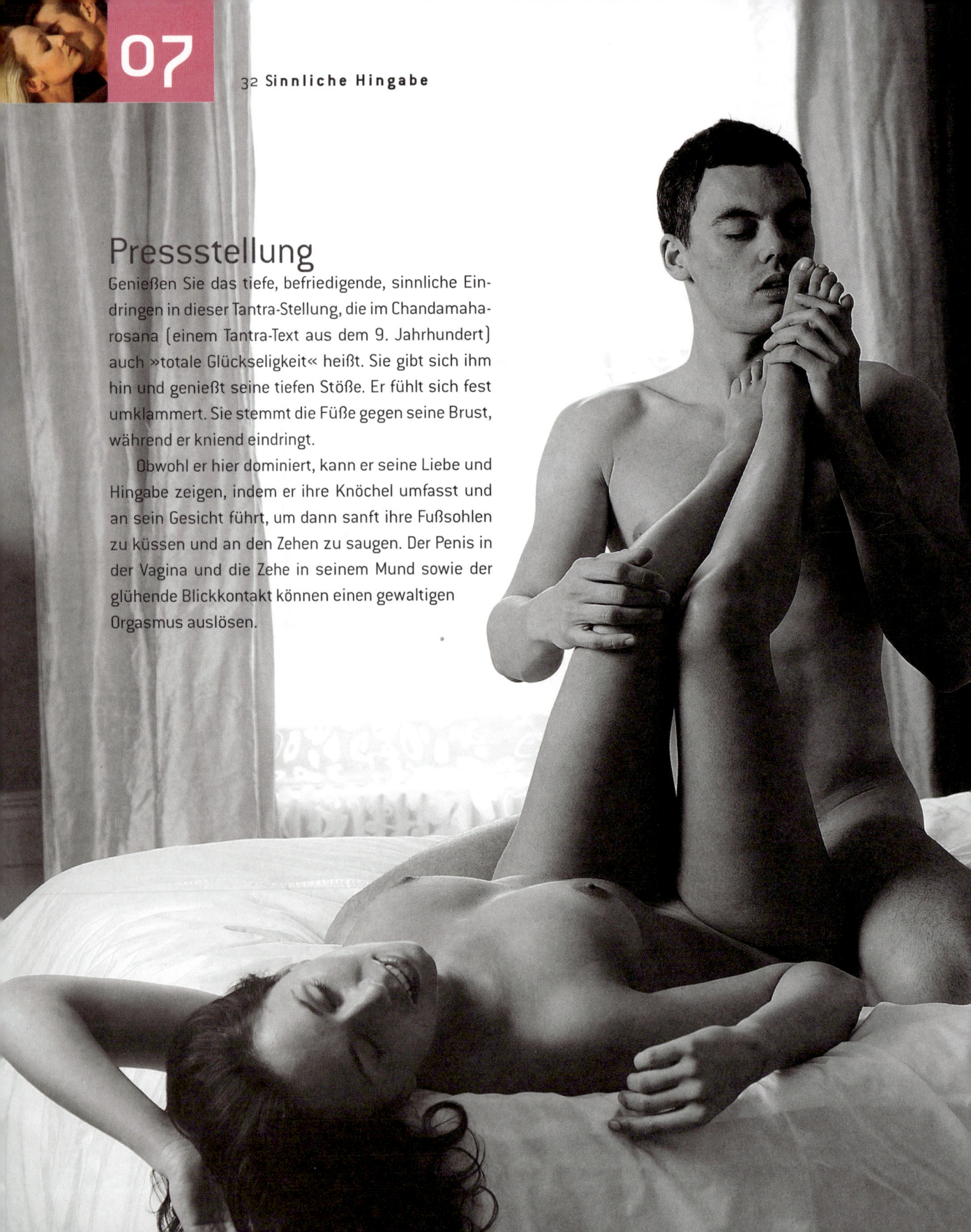

Pressstellung

Genießen Sie das tiefe, befriedigende, sinnliche Eindringen in dieser Tantra-Stellung, die im Chandamaha-
rosana (einem Tantra-Text aus dem 9. Jahrhundert)
auch »totale Glückseligkeit« heißt. Sie gibt sich ihm
hin und genießt seine tiefen Stöße. Er fühlt sich fest
umklammert. Sie stemmt die Füße gegen seine Brust,
während er kniend eindringt.

Obwohl er hier dominiert, kann er seine Liebe und
Hingabe zeigen, indem er ihre Knöchel umfasst und
an sein Gesicht führt, um dann sanft ihre Fußsohlen
zu küssen und an den Zehen zu saugen. Der Penis in
der Vagina und die Zehe in seinem Mund sowie der
glühende Blickkontakt können einen gewaltigen
Orgasmus auslösen.

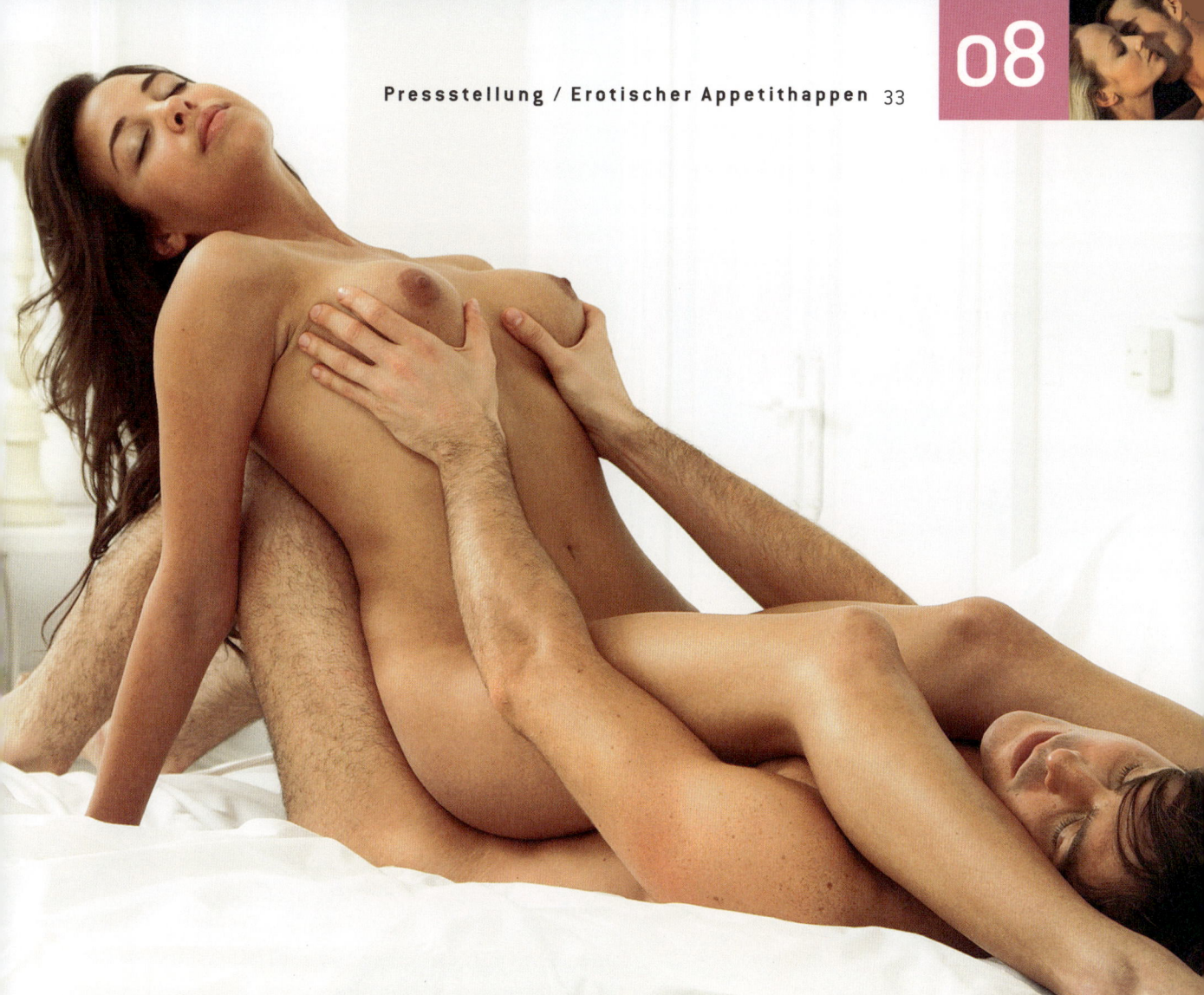

Erotischer Appetithappen

Diese sinnliche Stellung, bei der sie auf ihm sitzt, ent-facht die erotische Energie besonders stark. Er liegt auf dem Rücken, sie klettert auf ihn, legt die Beine über seine Schultern und bewegt sich dann auf sei-nem Penis hin und her.

Sie kann mit langsamen, sinnlichen Bewegungen anfangen und dann schneller und rhythmischer wer-den. Er kann ihr helfen, indem er ihren Körper mit den Händen führt. Das alles ist leichter, wenn die Partner sich vorher mit Massageöl einreiben. Beide stellen sich vor, dass die Bewegungen einen Funken in ihren Genitalien entzünden. Wenn sie aufhört, sich zu be-wegen, können beide rasch die Liebesmuskeln an-spannen (siehe Seite 62–65) und visualisieren, wie der Funke durch die Körpermitte nach oben wirbelt.

Nehmen Sie sich ausreichend Zeit für diese Stel-lung. Kontrahieren Sie die Muskeln kräftig und so lan-ge wie möglich.

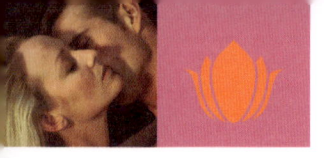

Der tantrische Weg
Das erotische Heiligtum

Verwandeln Sie Ihr Schlafzimmer in ein Heiligtum – in einen Ort, der Sie schon beim Eintreten in erotische Stimmung bringt. Anstatt ins Bett zu fallen und eilig »das Übliche« abzuspulen, erleben Sie beim Tantra besonderen und bewussten Sex. Die Umgestaltung des Schlafzimmers sollte Teil Ihres tantrischen Rituals sein. Sobald Ihr erotisches Heiligtum fertig ist, ziehen Sie einander langsam aus und taufen das Zimmer gemeinsam.

EIN HAFEN FÜR DIE LIEBE

Entfernen Sie zunächst alles Gerümpel – alles, was Sie an den Beruf oder an den Haushalt erinnert, und alle Geräte, die störenden Lärm verursachen. Entfernen Sie Dinge, die Sie nicht mögen. Das Ziel des Tantra besteht darin, im Augenblick aufzugehen. Das ist schwierig, wenn bestimmte Dinge Sie ablenken, stören oder ärgern. Alles, was anregend, erregend und verführerisch ist, kann hilfreich sein. Schließen Sie die Augen, und träumen Sie von den Gerüchen, Klängen, Texturen und Objekten, die Sie sich in einer idealen Umgebung wünschen. Versuchen Sie dann, sie zu beschaffen. Experimentieren Sie:

Beleuchten Sie das Zimmer mit sanftem, flackerndem Kerzenlicht oder kleinen Lampen.

Beziehen Sie das Bett mit sauberen Laken aus Naturfasern. Verwenden Sie wollene Decken sowie weiche Kissen, um eine warme, angenehme Atmosphäre zu schaffen. Legen Sie Morgenmäntel oder Sarongs in die Nähe des Bettes.

Spielen Sie erotische oder meditative Musik. Vielleicht wollen Sie selbst ein Instrument spielen, das meditativ klingt, zum Beispiel eine Klangschale oder eine tibetische Zimbel. Aber auch CDs sind geeignet.

Düfte können verführen und erregen. Verbrennen Sie ätherische Öle (Weihrauch, Gardenia, Sandelholz, Jasmin oder Ylang-Ylang), und stellen Sie Ihre duftenden Lieblingsblumen ins Zimmer.

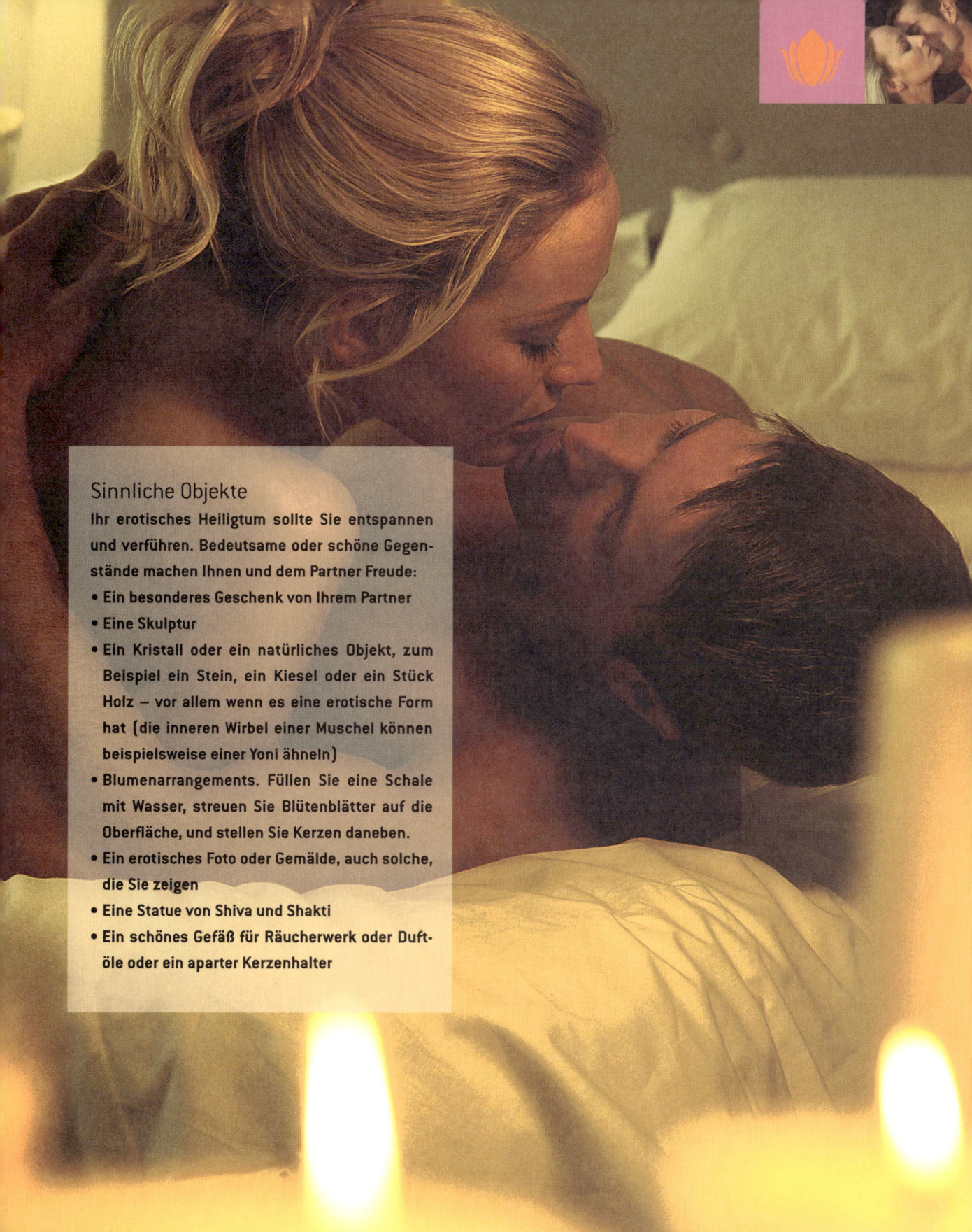

Sinnliche Objekte

Ihr erotisches Heiligtum sollte Sie entspannen und verführen. Bedeutsame oder schöne Gegenstände machen Ihnen und dem Partner Freude:

- Ein besonderes Geschenk von Ihrem Partner
- Eine Skulptur
- Ein Kristall oder ein natürliches Objekt, zum Beispiel ein Stein, ein Kiesel oder ein Stück Holz – vor allem wenn es eine erotische Form hat (die inneren Wirbel einer Muschel können beispielsweise einer Yoni ähneln)
- Blumenarrangements. Füllen Sie eine Schale mit Wasser, streuen Sie Blütenblätter auf die Oberfläche, und stellen Sie Kerzen daneben.
- Ein erotisches Foto oder Gemälde, auch solche, die Sie zeigen
- Eine Statue von Shiva und Shakti
- Ein schönes Gefäß für Räucherwerk oder Duftöle oder ein aparter Kerzenhalter

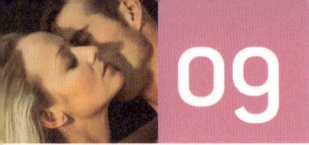

Sanfte Umarmung

Üben Sie die tantrische Kunst, Ihre Erregung ansteigen und abflauen zu lassen. Wechseln Sie ab zwischen energischen Bewegungen und ruhigen, sinnlichen Phasen mit Küssen und Schmusen. Sie schlingt die Beine locker um ihn und presst die Füße hinter seinen Oberschenkeln zusammen.

FRAUEN: Ziehen Sie den Kopf des Partners in den ruhigen Phasen zu sich heran, und küssen Sie ihn leidenschaftlich. Erforschen Sie seinen Mund mit der Zunge.

MÄNNER: Verzichten Sie auf die typischen Stöße der üblichen Stellungen. Bewegen Sie sich langsam und sanft, ohne eine Ejakulation anzustreben. Versuchen Sie auch, nach dem Eindringen still liegen zu bleiben. Stimmen Sie sich auf die Partnerin ein – betrachten Sie ihr Gesicht, lauschen Sie ihrem Stöhnen, achten Sie auf die kleinen, subtilen Bewegungen ihres Körpers unter Ihnen. Machen Sie sich keine Sorgen, wenn Ihre Erektion abklingt – sie kommt bestimmt zurück.

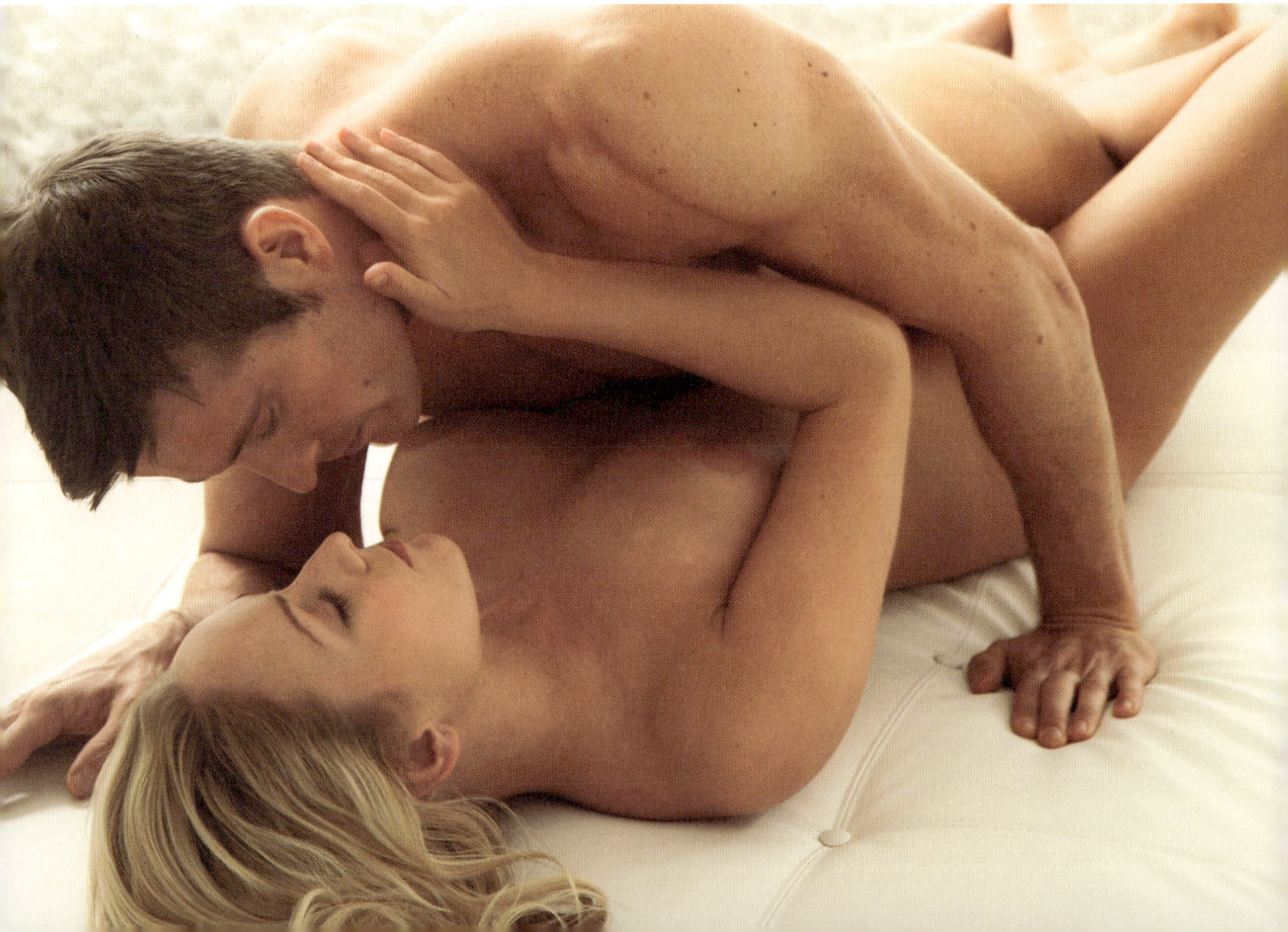

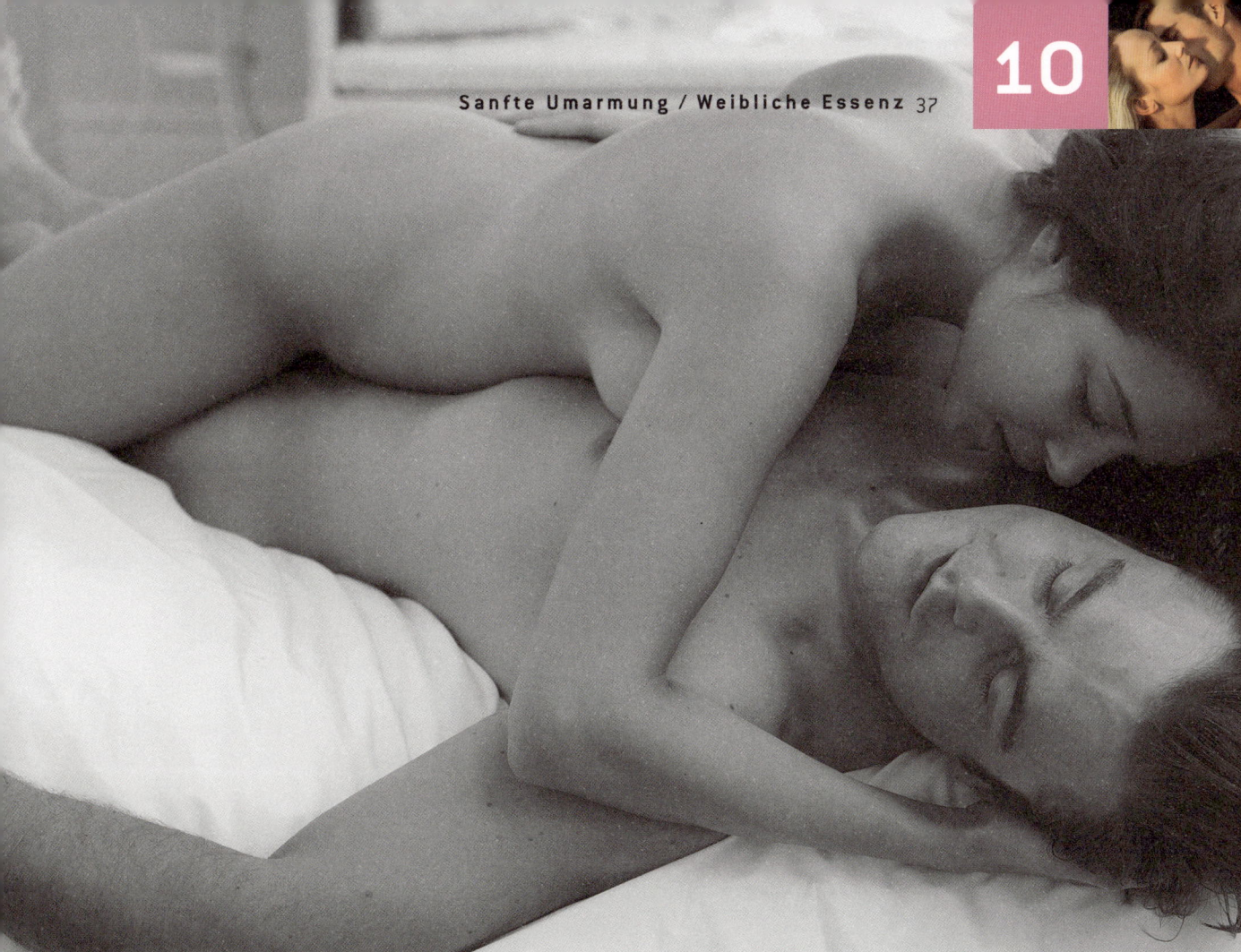

Weibliche Essenz

Er gibt sich ihr ganz hin, und sie erforscht ihre Fähigkeit, auf ihm zu liegen, dominant zu sein und Lust zu empfinden. Während sie das Becken bewegt, stimuliert sein Penis ihre Vagina, und ihre Klitoris wird von seinem Becken und von seiner Peniswurzel massiert. Sie kann sich abwechselnd auf die Klitoris und die Vagina konzentrieren.

FRAUEN: Nehmen Sie sich Zeit, die verschiedenen Empfindungen in der Klitoris und in der Vagina zu genießen. Achten Sie darauf, wie sie allmählich intensiver werden. Erzwingen Sie nichts, entspannen Sie sich und lassen Sie alles geschehen. Eine der vielen Freuden des Tantra besteht darin, dass Sie den Höhepunkt nicht schnell erreichen müssen – Sie müssen ihn gar nicht erreichen. Bleiben sie achtsam, und kosten Sie jedes Gefühl aus.

MÄNNER: Da sich hier nur die Partnerin bewegt, bleiben Sie einfach still liegen. Beobachten Sie, wie Ihr Körper reagiert, wenn Sie sich beim Sex entspannen. Vielleicht werden Sie äußerst erregt, oder die Erregung ebbt ab. Es kann sein, dass Sie zucken, zittern oder sich vor Lust winden – oder Sie bleiben ruhig und entspannt. Beobachten Sie, und genießen Sie alle Ihre Reaktionen.

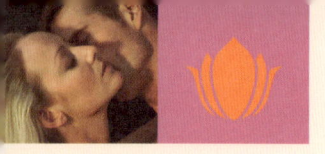

Der tantrische Weg
Auge und Tastsinn wecken

Das Wecken der Sinne ist ein wichtiger Teil des Tantra. Wenn die Sinne wach sind, wird der Sex zu einer spannenden Reise, bei der Sie entdecken, wie der Partner aussieht, duftet, stöhnt, sich anfühlt und schmeckt.

Verbringen Sie einen Abend damit, die Augen und den Tastsinn des Partners zu reizen. Er legt sich in einem warmen Zimmer nackt aufs Bett oder auf den Boden und gibt sich ganz den sinnlichen Erfahrungen hin, die Sie ihm verschaffen. Die anderen Sinne erkunden wir auf Seite 46–47.

DAS AUGE WECKEN

Sex kann ein visueller Leckerbissen sein. Stellen Sie sich vor, wie ihre Brustwarzen steif werden, wie sein Penis anschwillt und länger wird, wie ekstatisch ihr Gesichtsausdruck beim Orgasmus ist. Gerade weil wir mit unserem Partner vertraut sind, sehen wir ihn nicht mehr wirklich und verlieren das Gefühl der Verwunderung und Verehrung beim Sex. Wecken Sie die Sinne des Partners, indem Sie sich vor ihm ausziehen, nicht beiläufig, sondern langsam und bewusst erotisch.

- Tragen Sie Stoffe, die erotisch wirken – Seide, Satin oder Leder – und die Sie von der Haut streifen, rollen oder schälen können.
- Zeigen Sie beim Ausziehen, wie sehr Sie Ihren Körper bewundern. Enthüllen Sie jeden Körperteil, als wäre er ein verführerischer Schatz, den nur der Partner bewundern darf.
- Streichen Sie mit den Fingern über die Haut, und legen Sie an erogenen Zonen eine Pause ein. Schauen Sie dem Partner in die Augen, damit er sich ganz auf Sie konzentriert.
- Lassen Sie jedes Kleidungsstück auf den Boden fallen. Hängen Sie nichts auf!

DEN TASTSINN WECKEN

Knien Sie neben dem Kopf des Partners, und streifen Sie ihm eine Augenbinde über, um seinen Tastsinn zu schärfen. Geben Sie ihm einige sinnliche Leckerbissen aus der folgenden Liste. Aber warten Sie schweigend eine Minute, bevor Sie ihn berühren. Wenn er warten muss, sträuben sich ihm die Haare vor Erwartung, und die erste Berührung wird umso sinnlicher.

• Ziehen Sie einen Seidenschal über seinen Körper.
• Malen Sie mit einer Feder Kreise auf seine Haut.
• Pflanzen Sie eine Reihe unglaublich langsamer, sanfter, federleichter Küsse auf seinen Arm, seinen Rücken und seinen Nacken.
• Tröpfeln Sie warmes Massageöl auf seinen Rücken.
• Tröpfeln Sie Wachs von einer Massagekerze auf einen haarlosen Körperteil.
• Zerdrücken Sie Früchte, zum Beispiel Erdbeeren oder Himbeeren auf der Vorderseite seines Körpers.
• Umkreisen Sie seine Brustwarzen mit Eiswürfeln.
• Kitzeln Sie seinen Bauch mit Ihrem Haar.
• Beklopfen Sie seinen Po (nicht die Wirbelsäule!) mit der Rückseite einer Haarbürste.

Geben und Nehmen

Wenn Sie den aktiven Teil übernehmen, sollten Sie sich wirklich auf den Partner konzentrieren. Gehen Sie ganz in den Berührungen auf. Machen Sie dem Partner eine Freude. Erklären Sie ihm, dass Sie ihn während dieser sinnlichen Reise mit Leckerbissen verwöhnen wollen. Sagen Sie ihm, wie lange diese erotische Reise ungefähr dauern wird – 30 Minuten, eine Stunde oder länger –, damit er weiß, dass er Zeit hat, sich genüsslich zu entspannen.

Wenn Sie der empfangende Teil sind, dann schauen Sie ohne Kritik zu, wie Ihr Partner sich für Sie auszieht. Denken Sie nicht daran, ob seine Berührungen angenehm oder unangenehm sind (nur wenn Sie Schmerzen haben, sollten Sie ihn bitten, sofort aufzuhören). Meditieren Sie über alle Ihre Sinneseindrücke. Gehen Sie darin auf.

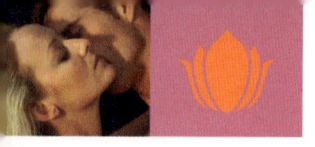

Tantrische Berührung
Fingerspitzenmassage

Sie können diese tantrische Massage an sich selbst ausprobieren oder sie zu einem Teil des Vorspiels machen. Die sachten Berührungen der Fingerspitzen bringen den Körper Ihres Partners zum Prickeln.

Eine Fingerspitzenmassage ist ganz einfach. Sie brauchen nur ein warmes, erotisches Heiligtum (siehe Seite 34–35) und den nackten Körper Ihres Partners. Ihr Ziel besteht darin, sich mit dem Partner durch extrem leichte Berührungen zu verbinden. Mit den Fingerspitzen können Sie seine sexuelle Energie regelrecht anzapfen – mit erstaunlichen Folgen.

DER BEGINN DER MASSAGE
Schritt 1 Legen Sie sich mit dem Partner aufs Bett, und kuscheln Sie sich an ihn. Machen Sie gemeinsam die Atemübung auf Seite 20. Dann dreht der Partner sich um, und Sie knien sich hinter ihn. Legen Sie die Fingerspitzen behutsam auf seinen Nacken, als wollten Sie nur den Haarflaum und nicht die Haut be-

rühren. Streichen Sie mit den Händen langsam über den Rücken nach unten. Wenn seine Haare sich aufrichten oder wenn er Gänsehaut bekommt, wissen Sie, dass Sie es richtig machen.

Schritt 2 Jetzt legt der Partner sich auf den Bauch, und Sie streichen mit den Fingern über seinen Po und die Rückseite seiner Oberschenkel bis hinunter zu den Füßen. Beschreiben Sie dann mit den Fingerspitzen große Wirbel und Kreise auf seinem Rücken, immer noch mit federleichten Berührungen.

Schritt 3 Der Partner dreht sich auf den Rücken, und Sie vollenden die Massage, indem Sie mit den Fingerspitzen über seine Vorderseite streichen und wirbeln. Nach einer Weile machen Sie bei den Genitalien und Brustwarzen halt. Necken Sie Ihren Partner, indem Sie die Finger immer wieder kurz von diesen erogenen Zonen zurückziehen. Sobald Sie spüren, dass er stark erregt ist, beugen Sie sich vor, küssen ihn und warten ab, was geschieht.

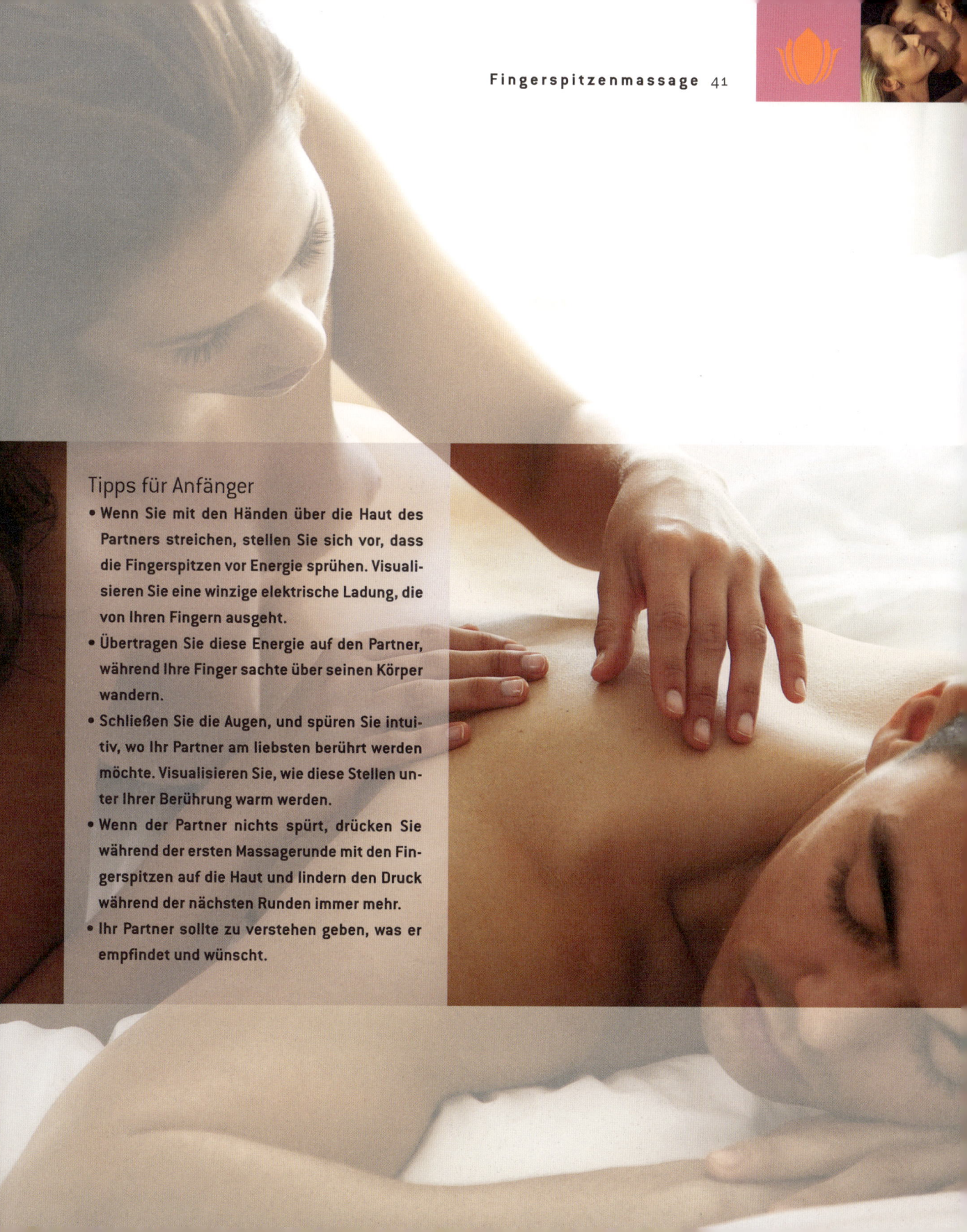

Tipps für Anfänger

- Wenn Sie mit den Händen über die Haut des Partners streichen, stellen Sie sich vor, dass die Fingerspitzen vor Energie sprühen. Visualisieren Sie eine winzige elektrische Ladung, die von Ihren Fingern ausgeht.
- Übertragen Sie diese Energie auf den Partner, während Ihre Finger sachte über seinen Körper wandern.
- Schließen Sie die Augen, und spüren Sie intuitiv, wo Ihr Partner am liebsten berührt werden möchte. Visualisieren Sie, wie diese Stellen unter Ihrer Berührung warm werden.
- Wenn der Partner nichts spürt, drücken Sie während der ersten Massagerunde mit den Fingerspitzen auf die Haut und lindern den Druck während der nächsten Runden immer mehr.
- Ihr Partner sollte zu verstehen geben, was er empfindet und wünscht.

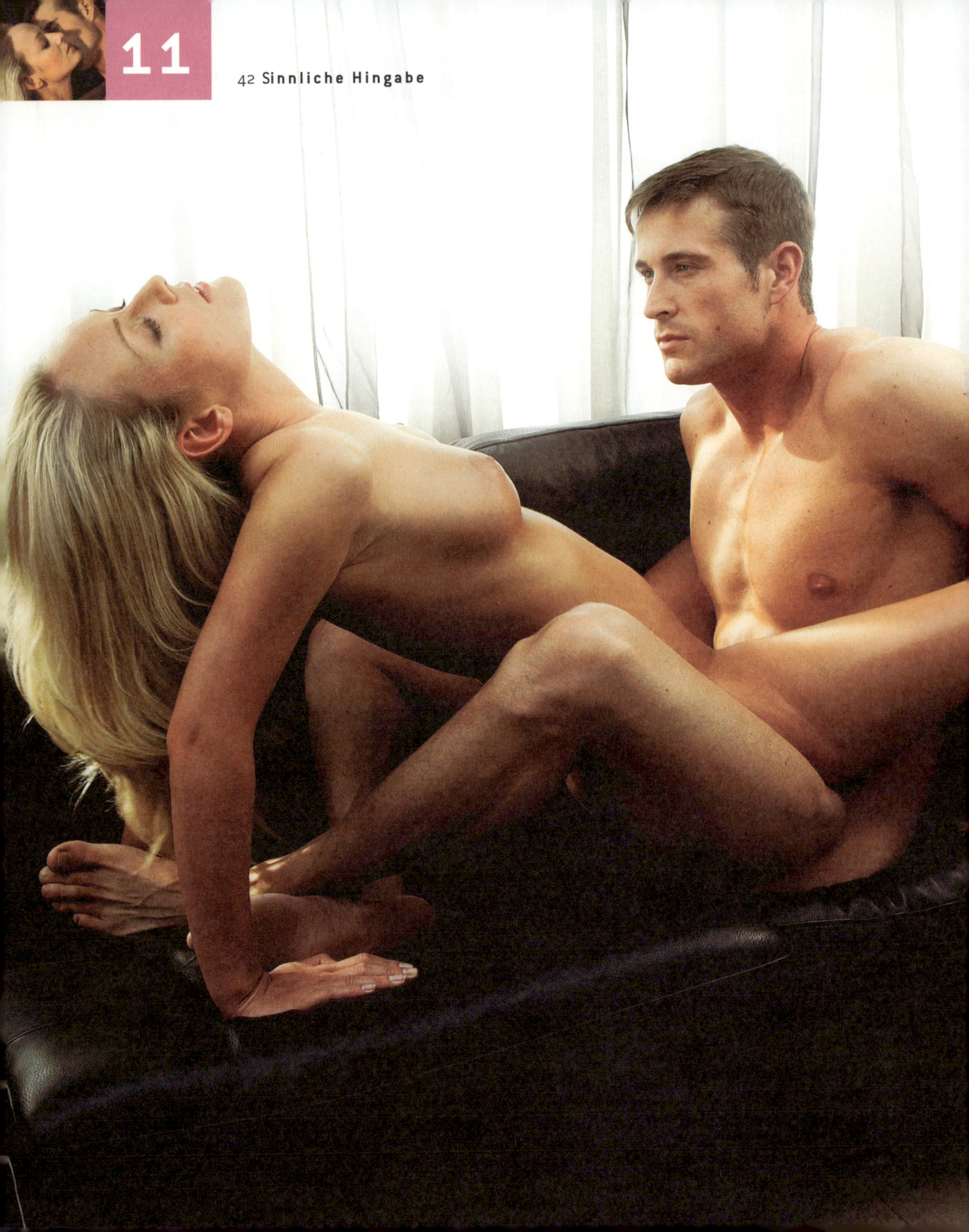

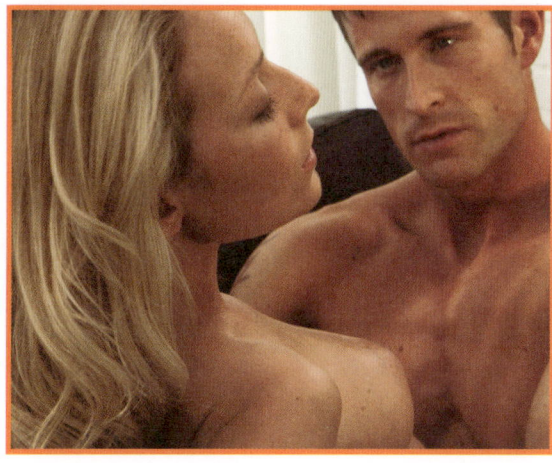

Ruhige Vereinigung

Dies ist ein großartiges Vorspiel zu einem langsamen, sinnlichen Liebesakt. Wenn Sie an wilden, schweißtreibenden Sex auf dem Boden gewöhnt sind, ist dies für Sie eine neue Erfahrung. Obwohl der Penis ganz in die Vagina eindringt, ist die Vereinigung eher emotionaler als genitaler Natur.

Er sitzt mit gekreuzten Beinen (oder im Lotussitz, wenn er gelenkig ist) auf dem Bett, sie klettert auf ihn und schlingt die Beine um seine Taille. Dann lehnen sich beide zurück und stützen sich mit den Händen ab.

Dies ist eine Variante der klassischen Tantra-Stellung Yab Yum (siehe Seite 131). Sie ist zwar weniger intim als Yab Yum, aber sie hat den Vorteil, dass Sie einander in nackter Verehrung gegenüber sitzen können.

Anfangs ist die Stimulation in dieser Stellung vielleicht zu gering. Die Partner können sich kaum bewegen, und weder er noch sie ist dominant. Aber wenn Sie entspannt bleiben und sich nicht daran stören, dass Sie nur schwach stoßen können, entdecken Sie nach und nach, wie sexy es ist, einander mit offenen Augen gegenüber zu sitzen. Wenn Sie Hemmungen haben oder »Was jetzt?« denken, bricht die Übung rechts das Eis.

Loslassen

Im Tantra ist es wichtig, sich einander ganz hinzugeben. Nutzen Sie die Ruhige Vereinigung, um Hemmungen zu überwinden – schließlich sitzen Sie einander gegenüber und können sich nirgendwo verstecken. Sie brauchen also weder schüchtern zu sein noch etwas peinlich zu finden. Lassen Sie einfach zu, dass der Partner Ihren ganzen Körper betrachtet. Genießen Sie Ihre Erotik, und nehmen Sie den Anblick des nackten Partners mit unvoreingenommener Wertschätzung in sich auf.

Erforschen Sie seinen Körper mit kindlicher Unbefangenheit. Streicheln und liebkosen Sie einander, und sprechen Sie dabei – sagen Sie, was sich gut anfühlt und warum. Lassen Sie sich von den Worten des Partners heiß machen. Berühren Sie verschiedene Teile seines Körpers.

Lassen Sie die Augen immer offen. Lächeln, kichern oder lachen Sie, wenn Ihnen danach ist. Denken Sie daran, dass es keinen richtigen oder falschen Sex gibt, solange Sie beide Spaß haben.

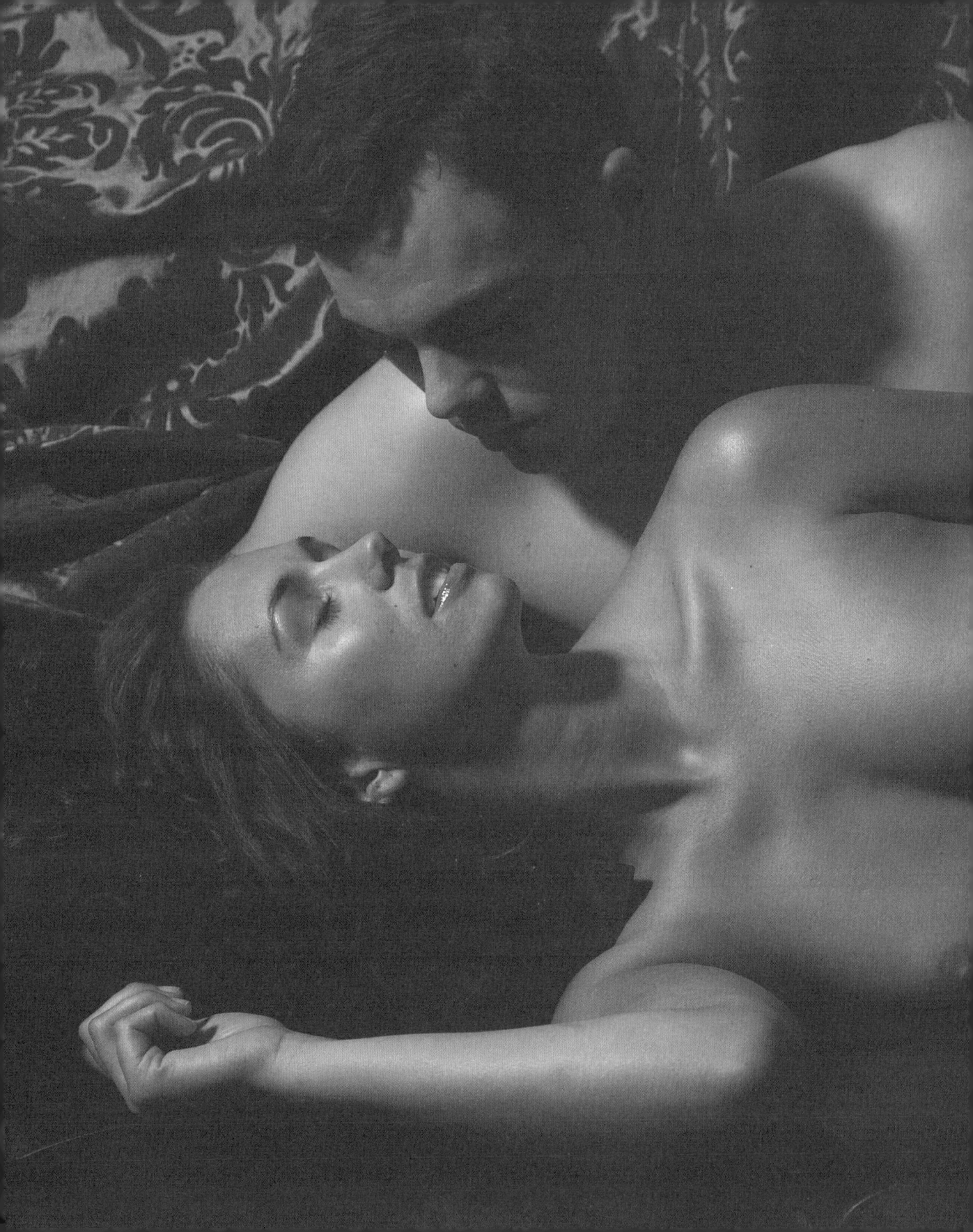

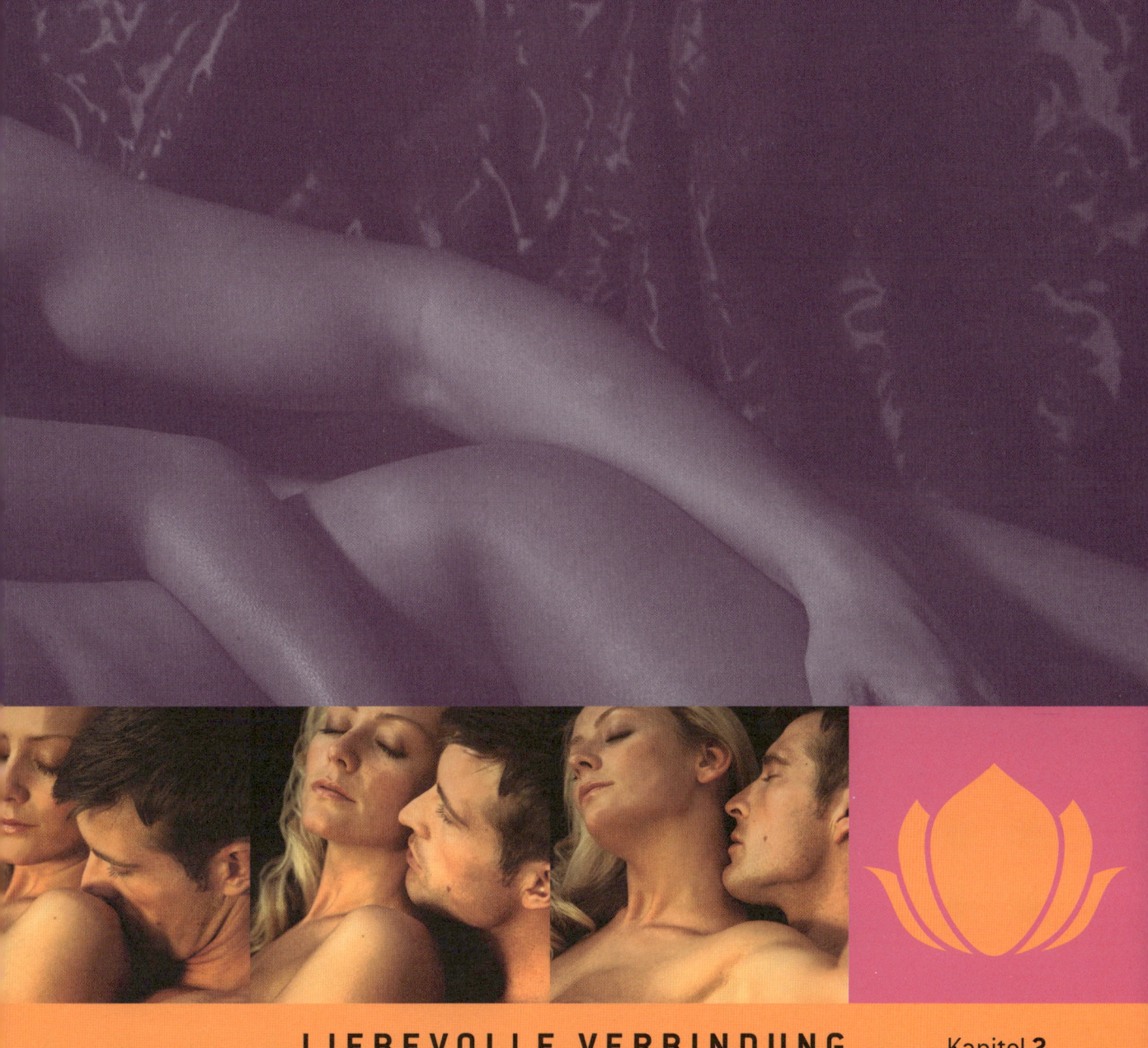

LIEBEVOLLE VERBINDUNG

Kapitel **2**

Der tantrische Weg

Gehör, Geruchssinn und Geschmack wecken

Es ist herrlich, sich über die Sinne mit dem Partner zu verbinden. Darum folgt hier der zweite Teil des Rituals »Sinne erwecken« (siehe Seite 38–39). Nachdem Sie das Auge und den Tastsinn Ihres Partners stimuliert haben, reizen Sie jetzt sein Gehör, seinen Geruchssinn und seinen Geschmackssinn mit verschiedenen Leckerbissen.

Auch jetzt können Sie die Erregung und die Erwartung des Partners steigern, wenn Sie ihm vorher die Augen verbinden. Zelebrieren Sie das ganze Ritual in bequemer Haltung und an einem Ort, wo niemand Sie stört. Sagen Sie Ihrem Partner, dass er sich in den nächsten 30 Minuten entspannen und in sinnlichen Erfahrungen schwelgen kann.

DAS GEHÖR WECKEN

Der Partner liegt in einem warmen Zimmer nackt auf dem Bett oder auf Kissen oder Decken auf dem Boden. Nachdem Sie ihn mit einer Massage und Liebkosungen verwöhnt haben, machen Sie nun mit Geräuschen weiter.

Bitten Sie ihn, sich zu entspannen und die Geräusche in sich aufzunehmen. Probieren Sie eine Reihe von betörenden Klängen aus, zum Beispiel:

• Trommelschläge, die langsam und leise beginnen und allmählich schneller, lauter und wilder werden.
• Tonaufnahmen von Wellen, die rhythmisch an die Küste branden.
• Ihren eigenen Atem, tief in die Lungen eingesogen und dann langsam und ruhig ausgestoßen.
• Vogelgesänge.
• Ihre Stimme, welche die Silbe »om« intoniert.
• Klassische, sinnliche, stimmungsvolle oder meditative Musik.
• Ein Instrument, das lange nachhallt, wie eine Klangschale (siehe Seite 34) oder eine Glocke. Spielen Sie es, während Sie um den Partner herumgehen, damit er das Gefühl hat, in Klänge eingehüllt zu sein.

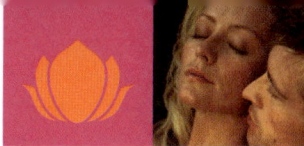

DEN GERUCHSSINN WECKEN

Nach einer Minute Pause konzentriert Ihr Partner sich auf seinen Geruchssinn. Führen Sie verschiedene Düfte an seiner Nase vorbei. Er atmet jedes Mal tief ein und dann ganz aus. Zwischen jedem Duft sollten 10 Atemzüge liegen, damit der Partner jeden vollständig aufnehmen kann. Versuchen Sie es mit:

• Räucherwerk, Duftkerzen oder ätherischem Öl, etwa Ylang-Ylang, Rose oder Jasmin

• frischen Blumen oder Kräutern

• selbst gebackenem Kuchen oder frischem Brot

• einer frisch durchgeschnittenen Zitrone

• Kokosöl, in die Haut oder ins Haar des Partners eingerieben

• einem Tropfen Parfüm, irgendwo auf Ihren nackten Körper geträufelt (bitten Sie den Partner, die richtige Stelle zu suchen)

Der Partner kann sich auch Gerüche vorstellen, zum Beispiel einen duftenden Kiefernwald, eine Brise vom Meer, röstende Kastanien oder den Duft eines Blumengartens nach einem Regen.

DEN GESCHMACKSSINN WECKEN

Zum Schluss verwöhnen Sie die Geschmacksknospen Ihres Partners mit sehr aromatischem Essen in winzigen Stückchen. Er braucht nicht zu erraten, worum es sich handelt; er soll nur das Aroma in seiner ganzen Fülle schmecken. Bieten Sie ihm Proben folgender Lebensmittel an:

• einen reifen, saftigen Pfirsich oder eine Mango

• Likör (tauchen Sie einen Finger hinein, und streichen Sie damit sanft über die Zunge des Partners)

• sehr dunkle Schokolade

• einen kleinen Schluck aus einem Glas mit vollmundigem Rotwein (oder träufeln Sie den Wein aus Ihrem Mund in seinen)

• einen Faden Honig, auf die ausgestreckte Zunge geträufelt.

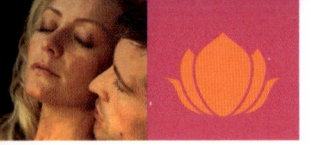

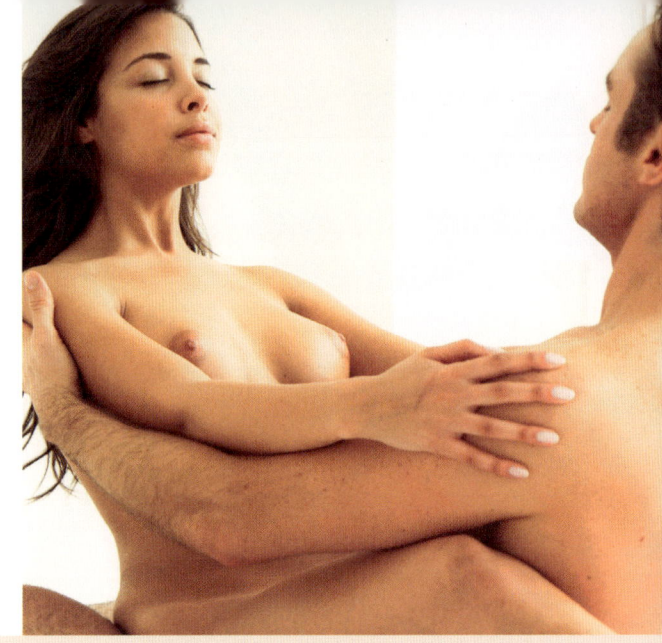

Tantra-Technik
Beckenschaukel

Probieren Sie diese sinnliche Tantra-Übung, um eroti-sche Energie anzusammeln. Sobald Sie an die Becken-schaukel gewöhnt sind, wenden Sie sie beim Sex an.

GEMEINSAM SCHAUKELN

Schritt 1 Sie knien oder stehen einander gegenüber (wenn Sie stehen, beugen Sie die Knie ein wenig und spreizen die Beine). Der Rücken ist gerade, der Bauch entspannt. Beginnen Sie nun, das Becken vor und zu-rück zu schieben (nicht auf und ab). Sie brauchen sich nicht synchron zu bewegen – konzentrieren Sie sich zunächst auf die korrekte Bewegung. Während Sie mit dem Becken schaukeln, bleibt der Rest des Körpers ruhig – weder die Beine noch die Brust oder die Schultern bewegen sich.

Schritt 2 Nehmen Sie einen natürlichen Rhythmus auf, und beginnen Sie, die Atmung mit den Bewegungen zu koordinieren: Einatmen, wenn Sie das Becken nach hinten schieben; ausatmen, wenn sie es nach vorne schieben. Achten Sie nicht darauf, was der Partner tut, sondern gehen Sie ganz im köstlichen Rhythmus auf.

Schritt 3 Koordinieren Sie Atmung und Bewegung ei-nige Minuten lang. Achten Sie auf Empfindungen im Damm, in den Genitalien oder im Becken – Wärme, Zerfließen oder Prickeln. Konzentrieren Sie sich da-rauf, und verstärken Sie diese Gefühle. Wenn Sie wollen, können Sie jetzt die Liebesmuskeln (siehe Sei-te 62–64) bei jeder Bewegung nach hinten anspan-nen und bei jeder Bewegung nach vorne entspannen.

Schritt 4 Wenn Ihnen danach ist, nehmen Sie Blick-kontakt mit dem Partner auf. Sobald er Ihren Blick erwidert, beginnen Sie, Ihre Bewegungen zu synchro-nisieren: Atmen Sie beide gleichzeitig ein, wenn Sie das Becken nach hinten schieben, und aus, wenn Sie das Becken nach vorne schieben. Fallen Sie wieder in einen natürlichen, angenehmen Rhythmus. So knüp-fen Sie ohne Worte ein starkes Band zwischen sich und Ihrem Partner.

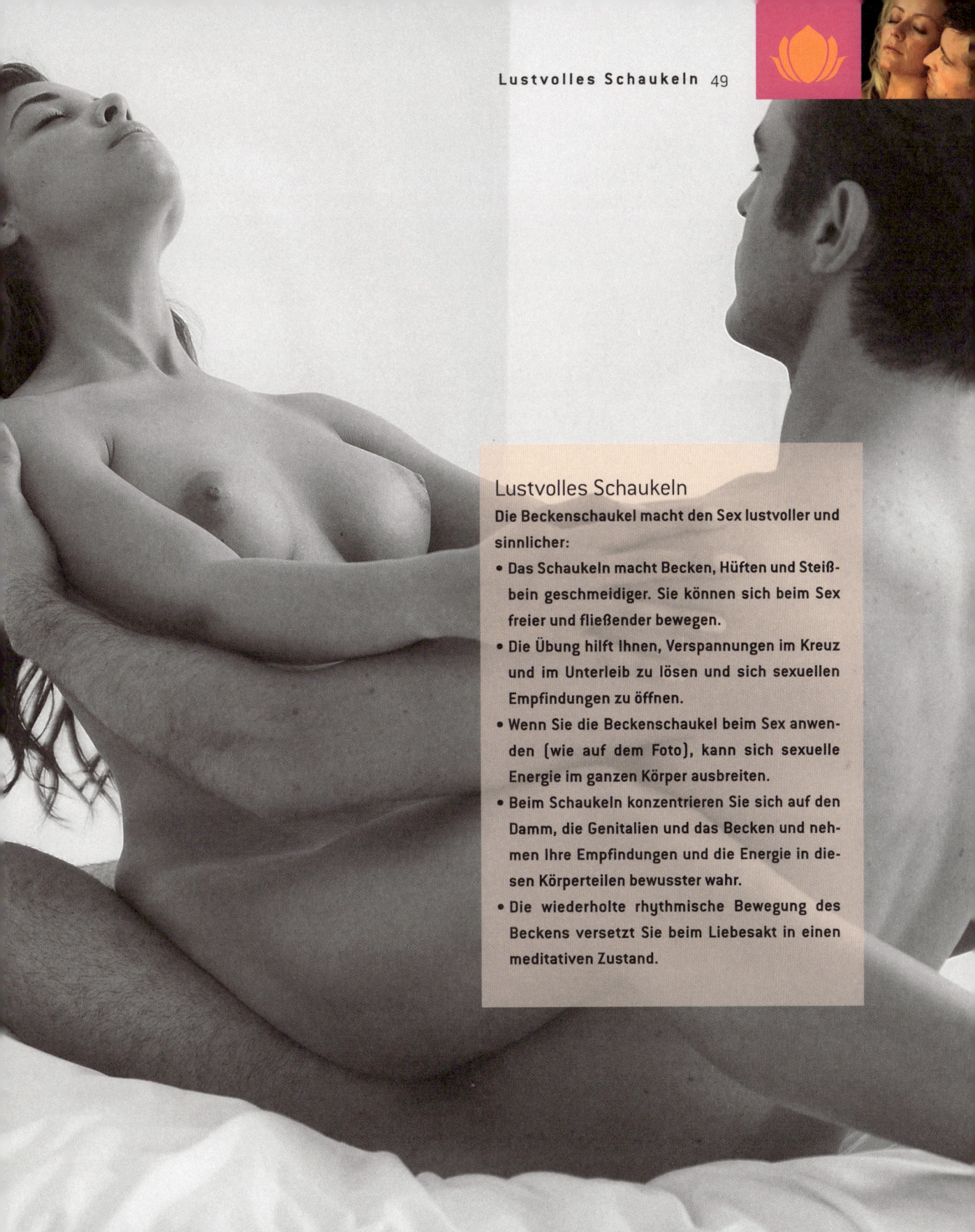

Lustvolles Schaukeln

Die Beckenschaukel macht den Sex lustvoller und sinnlicher:

- Das Schaukeln macht Becken, Hüften und Steißbein geschmeidiger. Sie können sich beim Sex freier und fließender bewegen.
- Die Übung hilft Ihnen, Verspannungen im Kreuz und im Unterleib zu lösen und sich sexuellen Empfindungen zu öffnen.
- Wenn Sie die Beckenschaukel beim Sex anwenden (wie auf dem Foto), kann sich sexuelle Energie im ganzen Körper ausbreiten.
- Beim Schaukeln konzentrieren Sie sich auf den Damm, die Genitalien und das Becken und nehmen Ihre Empfindungen und die Energie in diesen Körperteilen bewusster wahr.
- Die wiederholte rhythmische Bewegung des Beckens versetzt Sie beim Liebesakt in einen meditativen Zustand.

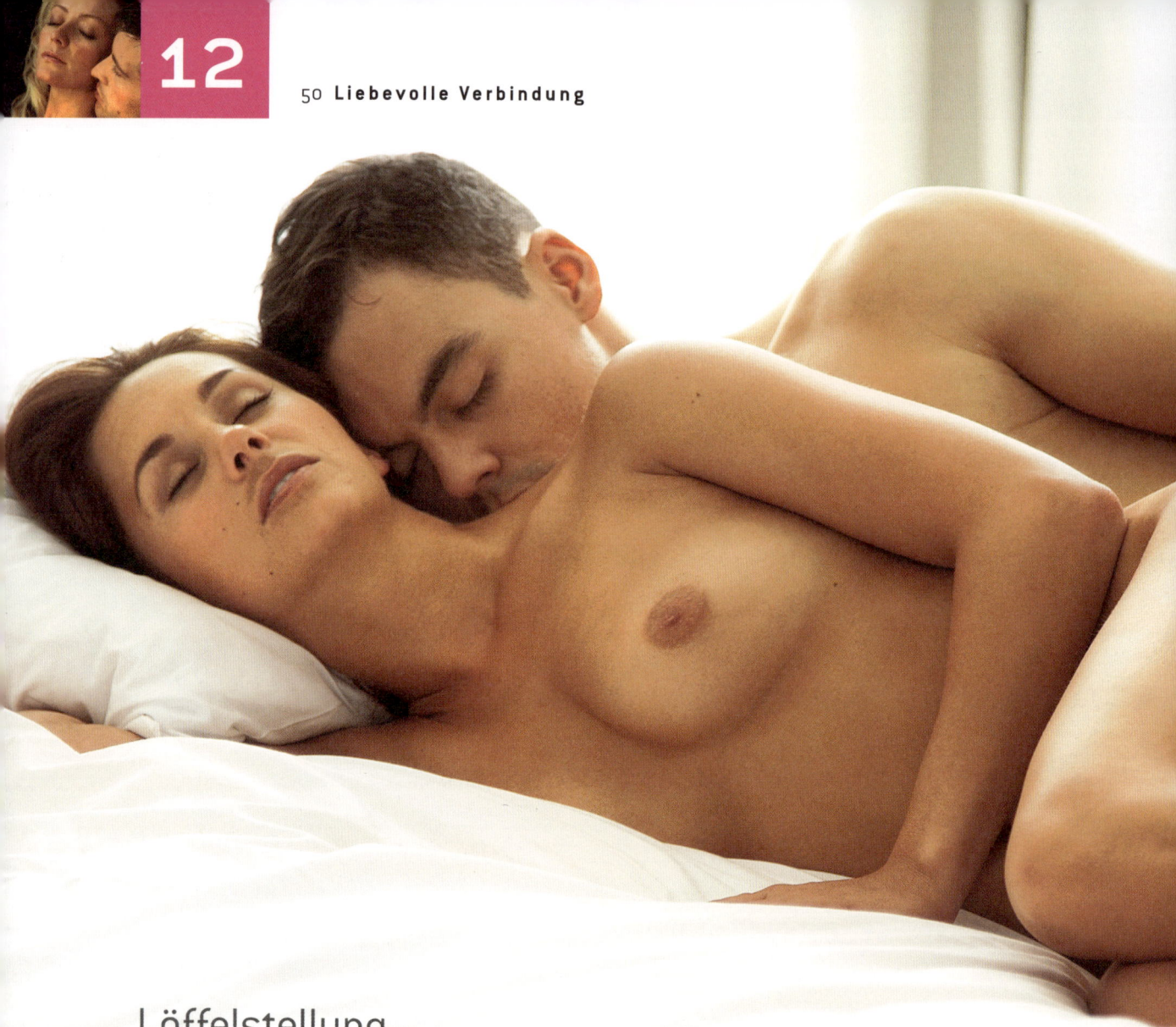

Löffelstellung

In dieser Stellung können Sie sich entspannen und Ihre sexuellen Empfindungen langsam und entspannt erforschen. Obwohl er hier von hinten schnell stoßen kann, sollte er mit langsamen, sanften Bewegungen experimentieren. Versuchen Sie auch, stillzuhalten und die Liebesmuskeln anzuspannen. Schaukeln Sie abwechselnd mit dem Becken. Probieren Sie gleichzeitiges, langsames Schaukeln. Selbst wenn Sie sich nach harter, schneller Stimulierung der Genitalien sehnen, sollten Sie die sanfte Stimmung beibehalten und abwarten, was geschieht. Wenn Sie sehr erregt und dem Orgasmus nahe sind, hilft Ihnen die folgende Tantra-Technik durchzuhalten: Konzentrieren Sie sich auf einen Körperteil, den sie nicht erotisch finden, zum Beispiel auf den Bauch oder die Kehle, und versuchen Sie, die Erregung von den Genitalien dorthin zu verlagern. Wenn das gelingt, verlagern Sie die Energie noch einmal.

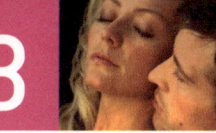

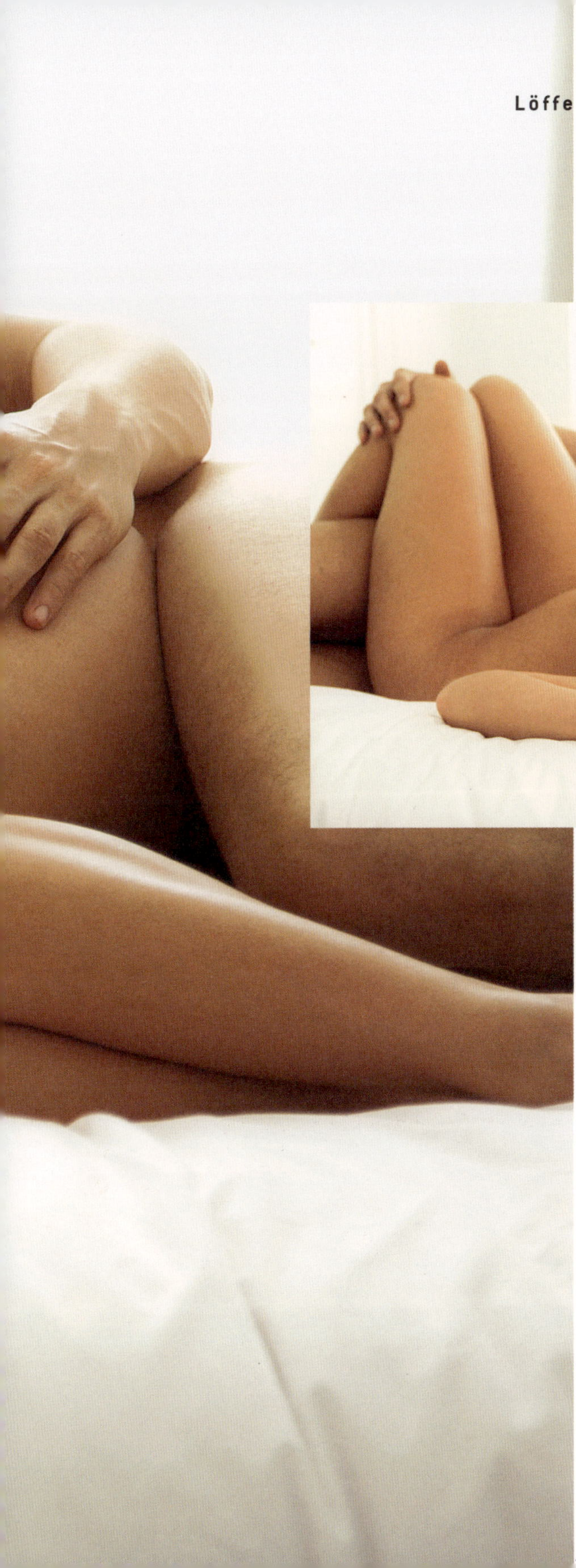

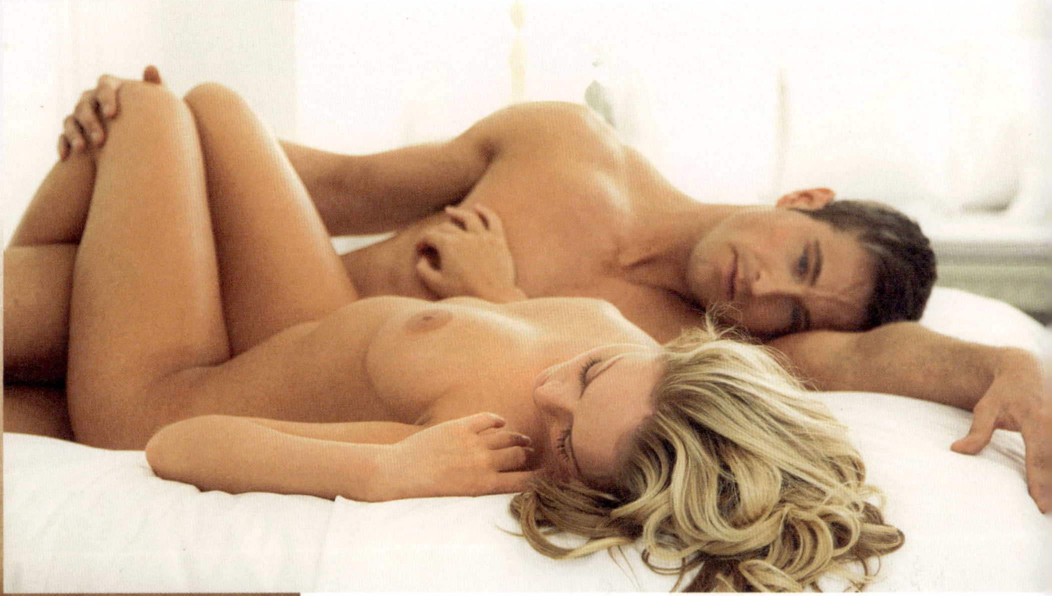

Die Verbindung

Auch dies ist eine entspannte, ruhige Stellung für einen langsamen Liebesakt. Sie kann ihre Klitoris berühren und die Beine spreizen, wenn ihr danach ist.

FRAUEN: Nutzen Sie die Gelegenheit, still zu liegen und die maßgeschneiderte Stimulation der Klitoris sowie die Massage der Vagina durch den Penis zu genießen. Sobald Sie erregt sind, spielen Sie mit Ihren Empfindungen: Spannen Sie die Scheidenmuskeln an, oder lockern Sie sie vollständig. Beobachten Sie die Wirkung. Probieren Sie verschiedene Atemtechniken aus, zum Beispiel schnelles Hecheln oder langsames, tiefes Atmen. Werden Sie Expertin, wenn es darum geht, Ihre Erregung zu verstärken oder zu dämpfen.

MÄNNER: Erlauben Sie der Partnerin, ihre Empfindungen zu erforschen. Betrachten Sie genießerisch ihren Körper, während er sich vor Lust windet.

Enge Vereinigung

Beim Tantra nehmen Sie sich Zeit fürs Experimentieren – die kleinste Veränderung einer Stellung kann wundervolle Folgen haben. Die Enge Vereinigung ähnelt der Weiblichen Essenz (siehe Seite 37); aber sie legt die Beine hier zwischen seine Beine.

Dieser kleine Unterschied kann die Empfindungen deutlich verstärken, weil der Druck auf die Klitoris größer ist und er sich fester umschlungen fühlt. Außerdem erreichen manche Frauen den Orgasmus mit zusammengepressten Beinen leichter.

FRAUEN: Schaukeln Sie mit dem Becken, und stellen Sie sich dabei vor, dass Sie seinen Lingam in Ihrer Vagina schütteln. Dadurch lösen Sie schnelle Schwingungen aus, die das Becken befreien und Energie in die Chakren leiten (siehe Seite 22–23). Vor allem das Sakralchakra wird geöffnet. (Wenn Ihnen das Schütteln gefällt, probieren Sie die Übung auf Seite 84–85).

MÄNNER: Konzentrieren Sie sich auf die herrlichen Empfindungen im Lingam. Entspannen Sie sich total, während sie sich schüttelt und auf Ihnen bebt.

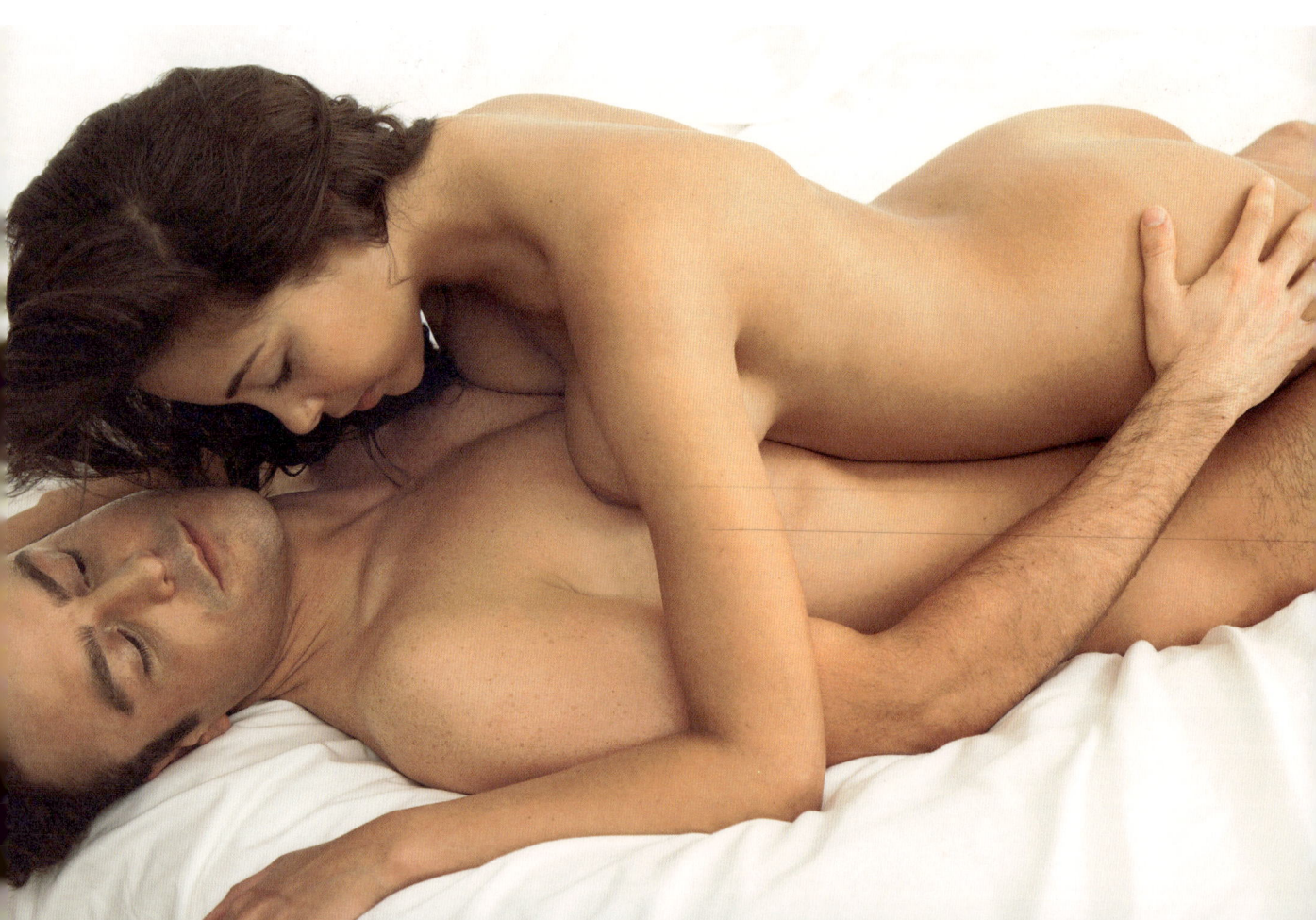

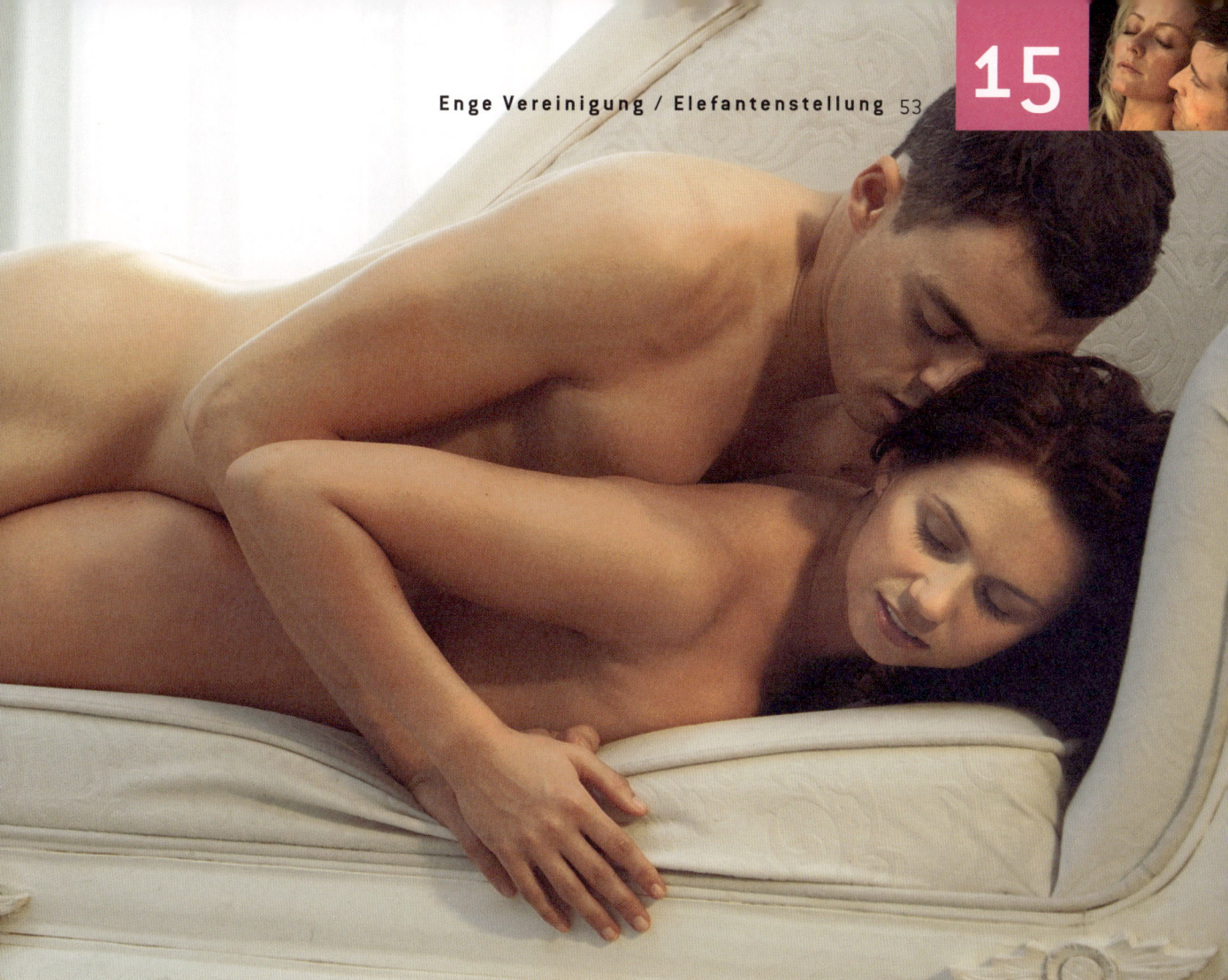

Elefantenstellung

Dies ist eine wundervolle, entspannte Stellung, bei der er von hinten in die Partnerin eindringt. Ähnliche Stellungen laden zu schnellen Stößen ein; aber der Elefant ermöglicht beiden Partnern langsamere, tantrische Bewegungen. Sie können einander zwar nicht in die Augen schauen, aber Sie können sich in Geräusche und Berührungen vertiefen. Flüstern und stöhnen Sie leise, genießen Sie das Gefühl, das sein Lingam in Ihrer Yoni auslöst.

MÄNNER: Experimentieren Sie mit verschiedenen Bewegungen. Stoßen Sie ein paar Mal tief vor, und bewegen Sie sich dann am Eingang ihrer Yoni schnell hin und her. Beobachten Sie, wie sich das auf Ihre Erregung auswirkt. Was macht Sie heißer, was hält Sie auf einem Plateau fest? Das sind nützliche Informationen, wenn Sie eine Ejakulation verzögern wollen.

Wechseln Sie beim Sex gerne die Stellung? Der Elefant lädt dazu ein. Beide Partner können sich leicht auf die Seite drehen, und sie kann sich schnell auf ihn legen. Beide können zum Spaß auch gemeinsam herumrollen. Genießen Sie die fließenden Bewegungen als Leckerbissen für Erwachsene.

Der tantrische Weg
Dem Körper huldigen

Tantra verbindet Sie tief mit Ihrem Partner. Doch zuerst müssen Sie sich in Ihrem Körper wohlfühlen. Vielleicht hüpfen Sie gerne ins Bett und haben Sex unter der Decke oder im Dunkeln, stellen sich aber ungern nackt vor den Partner. Wenn Sie einen Teil Ihres Körpers oder Ihr Aussehen ablehnen, sollten Sie innehalten – dann ist es schwierig, sich dem Partner ganz hinzugeben. Die folgenden Rituale helfen Ihnen langsam und sanft, sich zu öffnen und verwundbar zu sein.

Das Ziel jedes Rituals besteht darin, dem Partner zu zeigen, dass Sie seinen Körper lieben und akzeptieren und dass Sie das Gefühl haben, von ihm ebenfalls geliebt und akzeptiert zu werden. Sie können jedes Ritual einzeln üben, aber es ist besser, die Übungen als Sequenz zu betrachten, damit Sie vor dem abschließenden genitalen Ritual entspannt und aufeinander eingestimmt sind.

Führen Sie einander abwechselnd durch die Sequenz. Nutzen Sie die Gelegenheit, über den Körper des Partners zu meditieren, und achten Sie auf alle positiven und negativen Gedanken, die sich einstellen. Anstatt kritische Urteile zu unterdrücken, damit der Partner nichts davon merkt, lassen Sie alle Gedanken kommen und gehen. Zum Schluss können Sie mit Ihrem Partner einfach nur sein und sich darüber freuen.

1. RITUAL: WASSERMASSAGE

Füllen Sie die Wanne mit heißem Wasser, und träufeln Sie ein paar Tropfen Jasmin (oder Ihr Lieblingsduftöl) hinein. Stellen Sie brennende Kerzen auf den Rand der Wanne.

Ihr Partner legt sich ins Wasser und schließt die Augen. Während Sie ihn mit Wasser massieren, konzentriert er sich abwechselnd auf vier seiner Sinne

- Gehör (das Geräusch des leise tropfenden und spritzenden Wassers)
- Geruch (der Duft des ätherischen Öls)

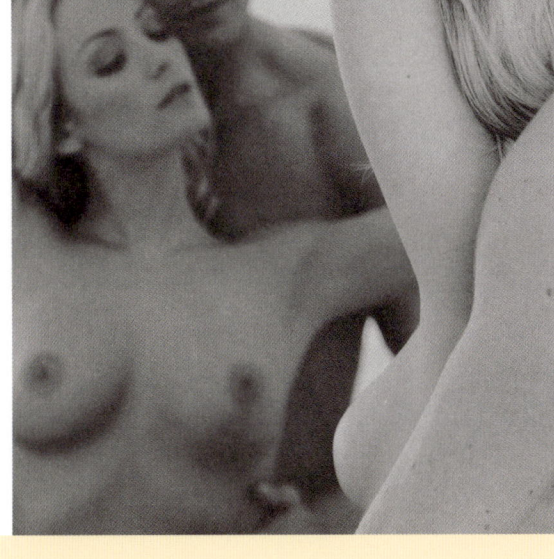

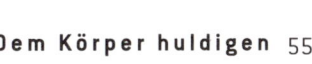
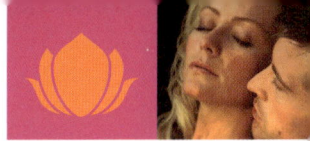

- Tastsinn (das Gefühl des heißen Wassers auf der Haut)
- Auge (das flackernde Kerzenlicht vor den geschlossenen Lidern)

Tauchen Sie einen Schwamm ins Wasser, und drücken Sie ihn über dem Hals, den Schultern und der Brust Ihres Partners behutsam aus. Heben Sie erst den rechten, dann den linken Fuß sanft aus dem Wasser, und träufeln Sie mit dem Schwamm Wasser auf die Zehen und Fußsohlen. Machen Sie das Gleiche mit den Armen und Händen, und konzentrieren Sie sich dabei auf die Handflächen und Unterarme. (Heben Sie die Füße und Arme nicht hoch, wenn Sie nicht ihr ganzes Gewicht tragen können – die Massage wirkt nicht so gut, wenn der Partner die Arbeit übernehmen muss.)

Massieren Sie weiter, damit das Wasser fast ununterbrochen auf die Haut fließt. Ihr Partner sollte sich dabei tief entspannen. Wenn er bereit ist, die Wanne zu verlassen, begrüßen Sie ihn mit einem Handtuch, das den ganzen Körper einhüllt. Sobald er warm eingewickelt ist, küssen und umarmen Sie ihn eine Weile im dampfigen Badezimmer. Dann nehmen Sie ihn an die Hand und führen ihn ins Schlafzimmer, um das Ritual fortzusetzen.

2. RITUAL: KÖRPERTOUR

Stellen Sie sich mit Ihrem nackten Partner vor einen großen Spiegel, damit er sehen kann, wie Sie ihn von hinten umarmen. Bitten Sie ihn, seinen Körper zu beschreiben. Zum Beispiel: »Das sind meine Augen. Sie sind blau. Das rechte ist etwas dunkler als das linke.«

Ihr Partner sollte sich genau beschreiben, jedoch ohne negative Worte wie »hässlich« oder »Das gefällt mir nicht«. Wenn ihm das schwerfällt, kann er so tun, als beschreibe er eine Gestalt auf einem Bild,

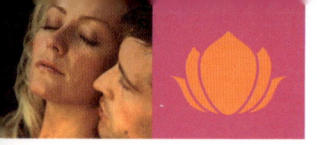

>>Das Ziel der Rituale besteht darin, dem Partner zu zeigen, dass Sie ihn lieben und akzeptieren und ihm helfen wollen, seinen Körper zu lieben und zu akzeptieren.<<

und sich auf Details wie Farbe, Textur, Größe und Form konzentrieren, aber ohne Bewertung. Er sollte auf Kritik verzichten und sich nur sachlich beschreiben.

Während Ihr Partner Ihnen die Geschichte seines Körpers erzählt, umarmen Sie ihn und hören zu. Nach der »Reise« durch die Vorderseite dreht er sich um und beschreibt sich aus anderen Blickwinkeln. Danach küssen Sie seinen Körper vom Kopf bis zu den Zehen.

3. RITUAL: DIE GENITALIEN EHREN

Viele Menschen schämen sich ihrer Geschlechtsorgane. Aber im Tantra gelten die männlichen und weiblichen Genitalien als heilig. Es mag Ihnen seltsam vorkommen, die Genitalien Ihres Partners einfach zu betrachten; aber es kann befreiend wirken.

Er legt sich auf Kissen und spreizt die Beine, so dass Sie den Penis (bei Frauen die Vulva), das Skrotum und den Damm gut sehen können. Anstatt seine Genitalien wie üblich zu berühren, zu streicheln und zu stimulieren, lassen Sie diesmal den Blick auf ihnen ruhen. Erforschen und verschlingen Sie die Genitalien Ihres Partners mit den Augen, und achten Sie darauf, welche Gedanken Ihnen dabei in den Sinn kommen. Lassen Sie alles kommen und gehen: Verlangen, Schuldgefühle, voyeuristische Neigungen oder Neugier. Betrachten Sie Ihren Partner 10 bis 20 Minuten lang, und umarmen Sie ihn dann liebevoll.

ENGES BAND

Nachdem Sie das dreiteilige Ritual vollzogen haben, legen Sie sich bequem hin und umarmen einander. Wenn Sie Lust auf Sex haben, vollziehen Sie den Liebesakt in einer Atmosphäre totaler Akzeptanz.

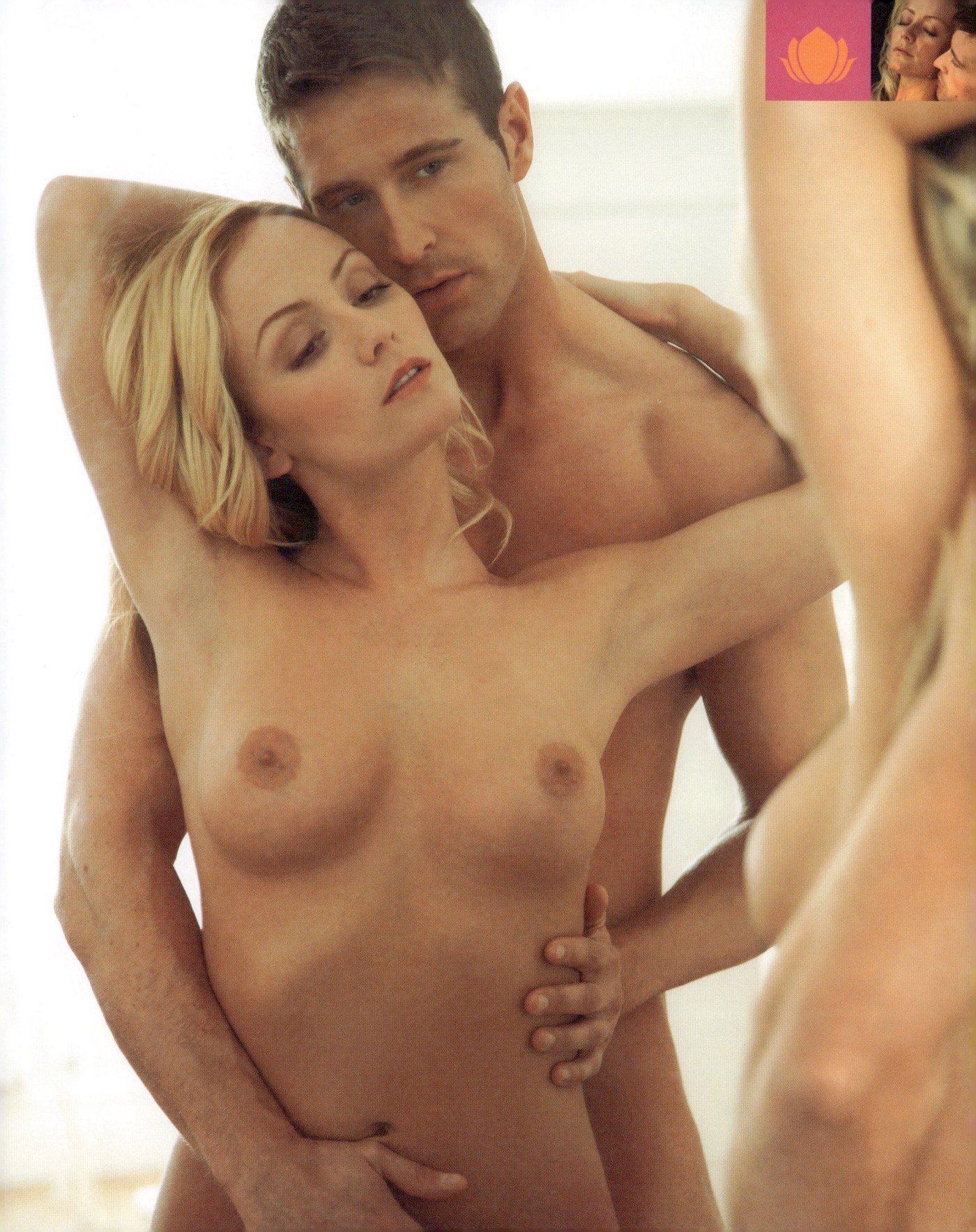

Die Socke anprobieren

Er kann sich in dieser Stellung Zeit nehmen, und sie kann sich zurücklegen und ihre Lust genießen. Die Socke ist eine sehr erotische Stellung, die sich auch für die Yoni-Massage eignet (siehe Seite 90–91).

MÄNNER: Bevor Sie eindringen, sollten Sie die Partnerin mit der Penisspitze massieren, damit Sie beide in Stimmung kommen. Betupfen Sie ihren Scheideneingang mit Gleitcreme, halten Sie den Schaft fest in der Hand, und verteilen Sie die Creme mit der Eichel über ihre Genitalien, als wollten Sie sie bemalen. Wenn Sie heißer werden, zeichnen Sie mit der Eichel Kreise um ihre Klitoris herum und erhöhen Druck und Tempo allmählich. So wird das Eindringen besonders erregend. Falls Sie ihre Yoni massieren, sollten Sie viele Kissen unter ihr Kreuz schieben, damit sie sich vollständig gehen lassen kann.

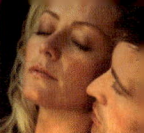

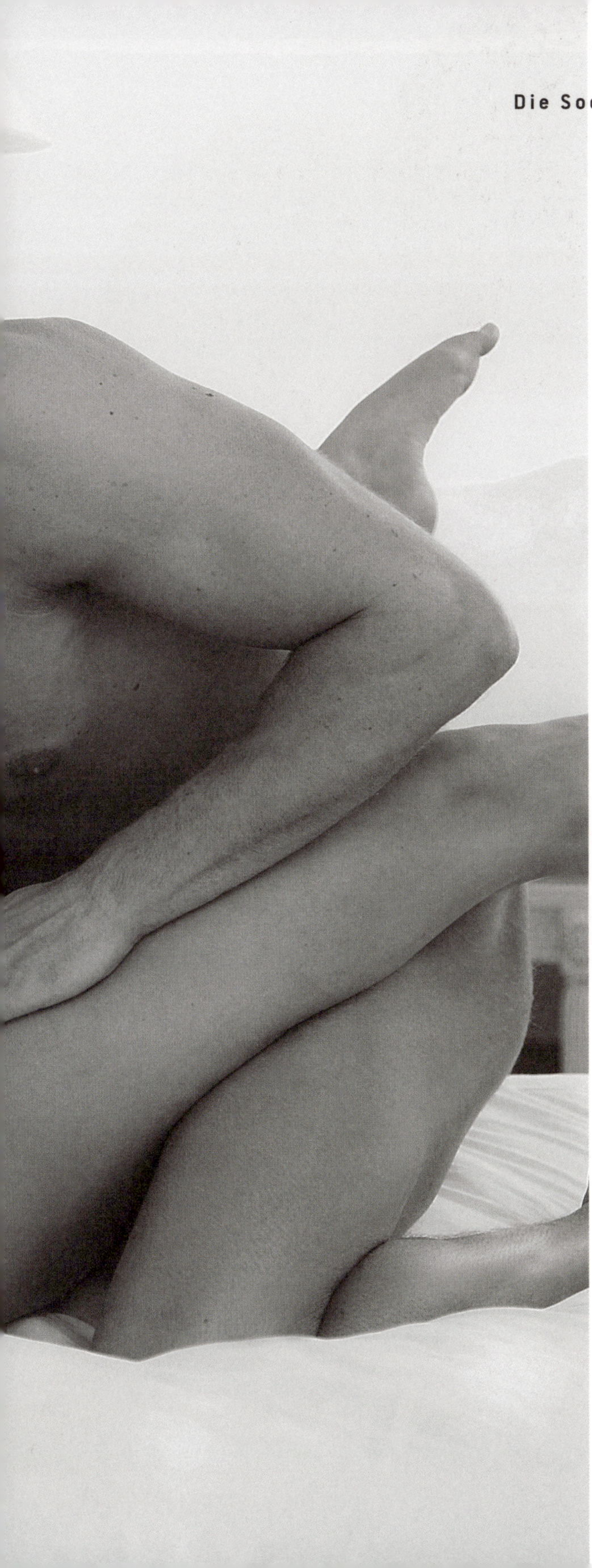

17

Reitsitz

Diese Sitzstellung eignet sich vorzüglich für eine erotische tantrische Vereinigung. Sie ist intim, die Partner sind einander zugewandt und können sexuelle Energie durch die Chakren leiten, indem sie miteinander schaukeln (siehe Seite 48–49). Den Reitsitz können die Liebenden auf einem Stuhl, auf einem Sofa oder auf der Bettkante probieren.

Genießen Sie das wundervolle Gefühl, wenn die Energie sich im Körper ausbreitet, während Sie sich im Reitsitz vereinigen. Visualisieren Sie eine Sonne im Becken und, wenn die Erregung zunimmt, eine noch hellere Sonne, die immer heißer wird. Stellen Sie sich vor, wie die Wärme sich im Körper ausbreitet und Sie beide entzündet.

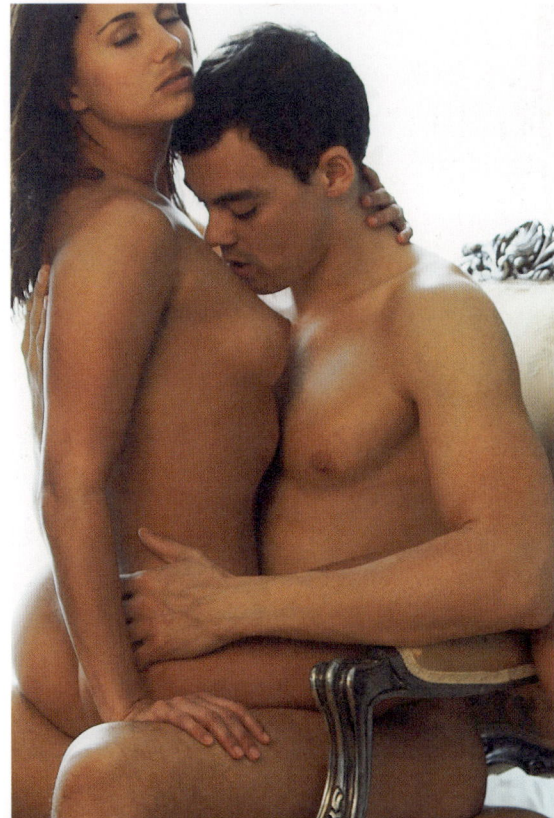

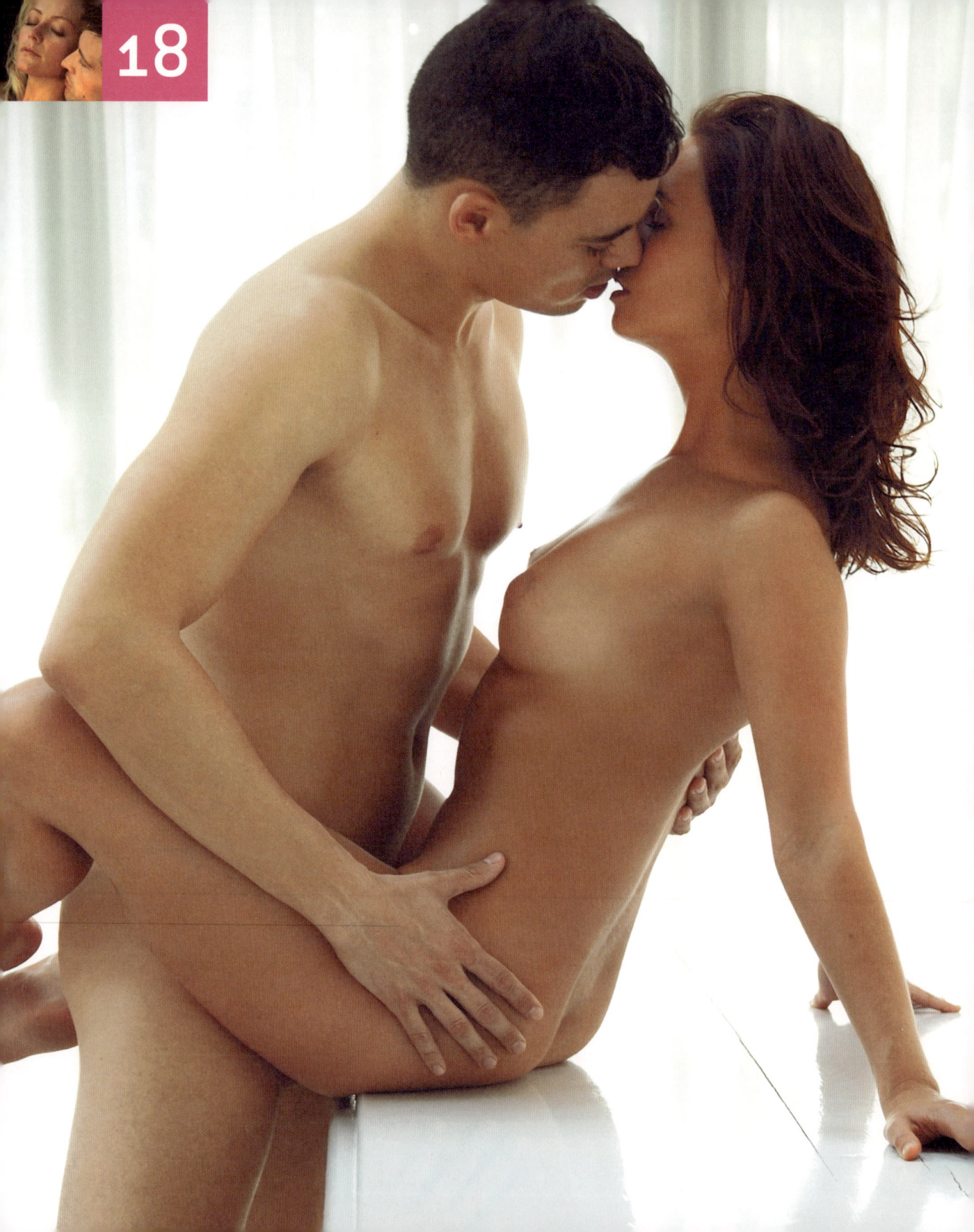

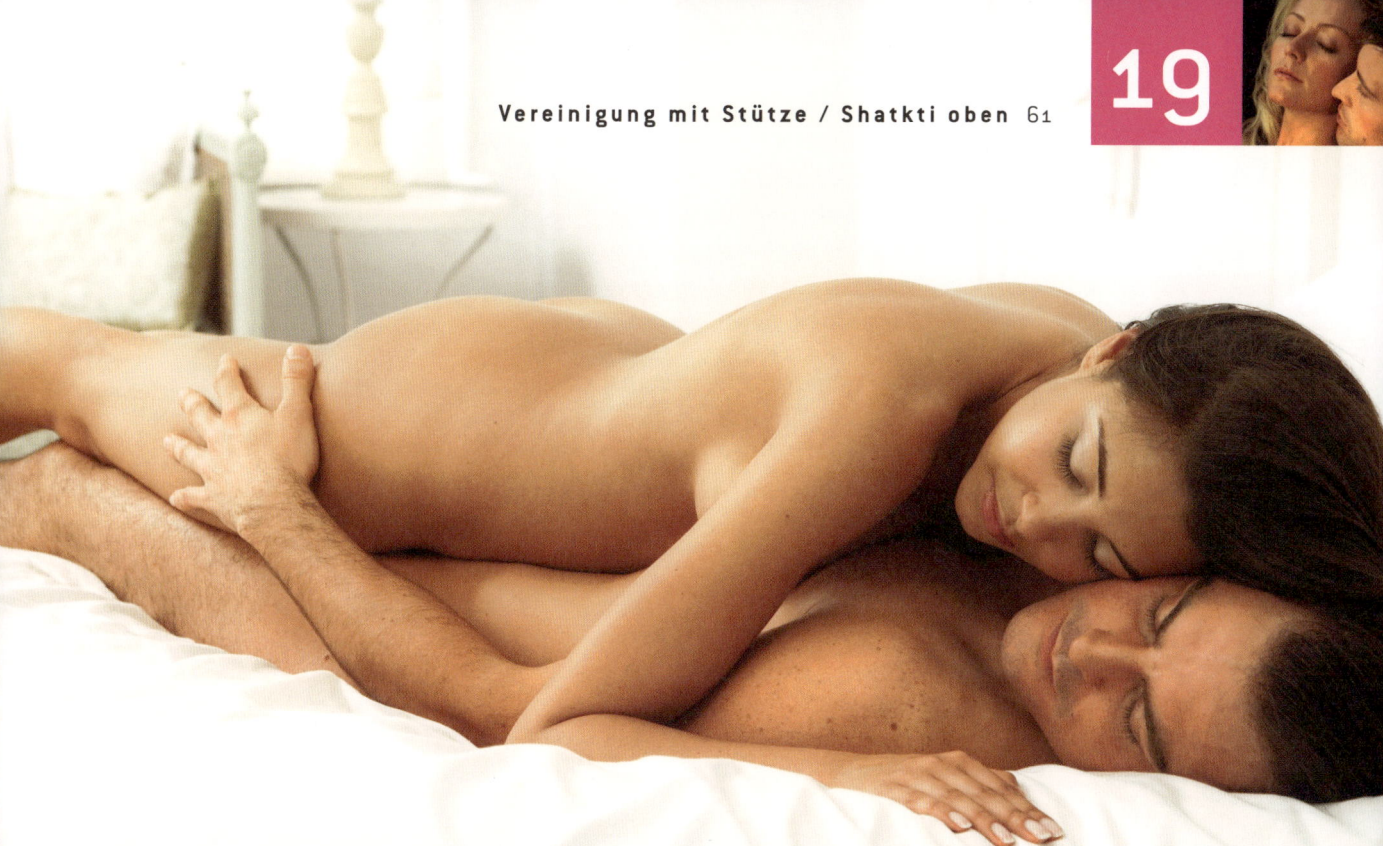

Vereinigung mit Stütze

Dies ist eine einfachere Version der Vereinigung im Stehen (siehe Seite 144). Auch hier entsteht erotische Reibung, jedoch ohne dass er ihr Gewicht tragen muss. Finden Sie eine Oberfläche mit der richtigen Höhe – Tisch, Küchentheke oder Kommode –, und nehmen Sie ihre Positionen ein.

Nutzen Sie diese Stellung, um einen glückseligen tantrischen Kuss zu genießen, während er stößt. Bei einem tantrischen Kuss achten Sie auf jede einzelne Empfindung. Sie können langsam und zögernd, wild und gierig oder sanft und sinnlich küssen; jedoch immer mit ungeteilter Aufmerksamkeit. Wenn die Gedanken abschweifen, probieren Sie eine neue Kusstechnik. Saugen Sie beispielsweise an der Zungenspitze des Partners, lassen Sie beide Zungen miteinander spielen, oder legen Sie einfach die geöffneten Lippen an die des Partners, schließen Sie die Augen, und schwelgen Sie in Ihrer Lust.

Shakti oben

In dieser Stellung pressen Sie die Vorderseiten Ihrer Körper aneinander. Da Sie sich weder heftig noch schnell bewegen können, eignet sich die Stellung gut für die Tantra-Meditation. Spielen Sie sinnliche Musik, die Ihnen beiden gefällt, und stärken Sie dadurch das Band zwischen Ihnen. Bleiben Sie entspannt. Atmen Sie gleichzeitig ein und aus, und lösen Sie mit dem Atem alle Verspannungen auf. Vertiefen Sie die Entspannung allmählich, und visualisieren Sie, wie Ihr Körper und Ihr Geist flüssig werden und sich mit dem Körper und Geist des Partners vereinigen.

Wenn Ihnen diese Meditation schwerfällt, weil Sie sexuell frustriert sind und zu wenig stimuliert werden oder weil Sie sich nicht entspannen können, bewegen Sie sich zwischendurch und liegen dann wieder still. Sie kann sich beispielsweise aufsetzen und heftig bewegen und sich anschließend hinlegen und synchron mit dem Partner atmen – und so weiter.

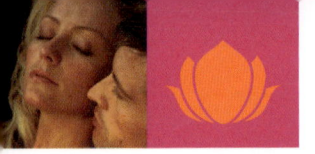

Tantra-Technik
Liebesmuskeln

Sie können sich innig miteinander verbinden, wenn Sie beim Sex mit Ihren Liebesmuskeln arbeiten. Diese Beckenbodenmuskeln spielen im Tantra eine wichtige Rolle: Einer uralten Technik zufolge werden sie kontrahiert und gelockert, um sexuelle Energie in den Genitalien anzusammeln.

SO FINDEN SIE IHRE LIEBESMUSKELN

Die Liebesmuskeln sind leicht zu finden, denn sie kontrahieren, wenn Sie versuchen, nicht zu urinieren, oder wenn Sie den Harnstrahl stoppen wollen. Kräftige Liebesmuskeln verstärken die sexuellen Empfindungen, weil sie sich beim Orgasmus rhythmisch zusammenziehen. Je stärker die Muskeln, desto größer die Lust.

Übungen, bei denen die Liebesmuskeln kontrahiert werden, waren schon immer Bestandteil des Yoga und Tantra. Sie sind für Männer und Frauen gleichermaßen wichtig. Vielleicht haben Sie in einem Yogakurs gelernt, Ihr »Mula Bandha« (das »Wurzelschloss«)

zu kontrahieren, um Energie im Körper zu speichern. Tantrische Übungen für die Liebesmuskeln fördern den Aufstieg der sexuellen Energie im *Sushumna,* der Röhre, die Sie während der Chakra-Atemübung (siehe Seite 28–29) visualisiert haben. Dadurch werden sogar Ganzkörperorgasmen möglich.

DAS TRAINING DER LIEBESMUSKELN

Schritt 1 Legen Sie sich bequem auf den Rücken. Atmen Sie bewusst (siehe Seite 20), um die Gedanken zu stillen und sich auf den Körper zu konzentrieren. Wenn Sie bereit sind, atmen Sie ein und ziehen die Liebesmuskeln zusammen – aber nur sie, nicht auch die Gesäß- und Bauchmuskeln. Das wird umso leichter, je öfter Sie üben. Beim Ausatmen entspannen Sie die Muskeln. Geben Sie dabei einen Laut wie »aaahhh« von sich, wenn Ihnen das hilft.

Schritt 2 Legen Sie nach einigen Kontraktionen eine Pause ein, um Ihre körperlichen Reaktionen zu beobachten. Machen Sie sich keine Sorgen, wenn Sie wenig spüren. Bleiben Sie neugierig, üben Sie weiter, und akzeptieren Sie sich so, wie Sie sind. Dann können Sie das volle Potenzial dieser Muskeln entwickeln.

Schritt 3 (wenn gewünscht) Trainieren Sie die Liebesmuskeln nun in einer anderen Stellung. Sind Ihre Empfindungen jetzt stärker? Legen Sie sich beispielsweise auf den Rücken, beugen Sie die Knie, und stellen Sie die Füße auf den Boden. Oder gehen Sie tief in die Hocke, öffnen Sie die Knie, und setzen Sie die Fersen auf den Boden. Vielleicht klappt es auch, wenn Sie auf einem Stuhl sitzen.

DER GEBRAUCH DER LIEBESMUSKELN

Kontrahieren Sie Ihre Liebesmuskeln mindestens einmal am Tag mehrere Minuten lang. Sobald Sie sich dieser Muskeln bewusst sind, können Sie mit ihnen den Partner beim Sex stimulieren (siehe Seite 64). Sie können die Muskeln auch bei der Beckenschaukel

Entspannung der Liebesmuskeln

Wenn Sie regelmäßig mit Ihren Liebesmuskeln üben (siehe links), konzentrieren Sie sich wahrscheinlich mehr auf die Kontraktion als auf die Entspannung. Im Tantra ist die Entspannung jedoch sehr wichtig. Darum sollten Sie Ihrem Training die folgende Phase hinzufügen: Entspannen Sie die Muskeln beim Ausatmen vollständig, und pressen Sie dann leicht (stellen Sie sich diesmal vor, Urin hinauszudrücken).

Wenn Sie Ihre Liebesmuskeln völlig entspannen können, stellen sich beim Sex wundervolle Empfindungen ein. Vielleicht können Sie sich Ihrem Partner ganz hingeben und alles andere loslassen. Außerdem hilft diese Übung manchen Frauen, nach der Stimulation des G-Punktes (siehe Seite 106–107) zu ejakulieren.

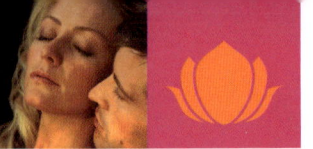

(siehe Seite 48) und bei Atemübungen zusammen-ziehen und dabei sexuelle Energie nach oben leiten und Lust im ganzen Körper spüren.

GEHEIMSPRACHE

Den Begriff »Geheimsprache« haben die Tantra-Leh-rer Michaels und Johnson geprägt. Gemeint ist ein Tantra-Liebesakt, bei dem die Partner einander mit den Liebesmuskeln stimulieren, sich ansonsten aber nicht bewegen. Ein Beobachter hätte den Eindruck, dass nichts geschieht. In Wirklichkeit machen die Lie-benden einander mit sexueller Energie heiß.

Hierfür müssen Sie jedoch jeden Tag Ihre Liebes-muskeln trainieren. Sobald Ihnen das Kontrahieren und Entspannen leichter fällt, gehen Sie zu einem komplexeren Training über und versuchen zusätzlich, die Muskeln pulsieren oder zucken zu lassen.

Wenn Sie Ihre Muskeln im Griff haben, verzichten Sie beim nächsten Liebesakt auf die üblichen Rein-Raus-Bewegungen und stimulieren einander stattdes-sen mit inneren Bewegungen. Er spürt ihre Kontrakti-onen als Druck auf seinem Penis, sie spürt seine Kon-traktionen als Druck auf ihre Scheidenwand. Wech-seln Sie sich beim »Sprechen« ab (betrachten Sie es als Gespräch zwischen Ihren Muskeln). Zum Beispiel: Er beginnt mit drei schnellen Pulsen und schließt drei langsame an, sie antwortet gleichermaßen.

Spielen Sie mit verschiedenen Geschwindigkeiten und Rhythmen herum. Das alles soll ein Spaß sein, eine Methode, einander zu necken und zu stimulie-ren; aber es ist auch eine meditative Übung, bei der Sie synchron miteinander atmen, in die Seele blicken (siehe Seite 118–119) und die innere Stille und Ent-spannung genießen.

AUF UND AB DER ERREGUNG

Wenn Sie beim Sex auf äußere Bewegungen verzichten und sich auf die Geheimsprache beschränken, merken

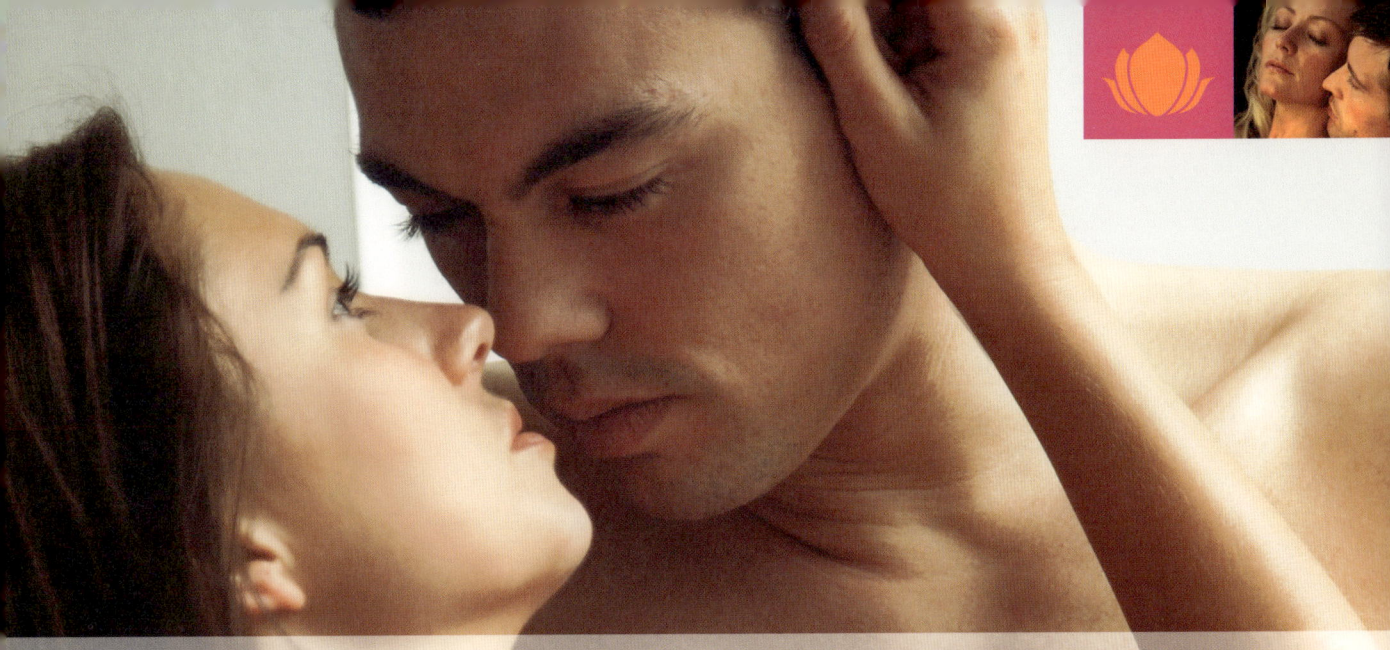

Sie wahrscheinlich, dass Ihre Erregung mal zunimmt, mal abnimmt. Phasen starker Erregung werden von Phasen abgelöst, in denen Sie sich nur still umarmen wollen. Das ist im Tantra völlig normal, denn es spiegelt Wellen aktiver männlicher und ruhiger, eher weiblicher Energie wider. Viele Männer und ihre Partnerinnen reagieren jedoch panisch, weil sie glauben, etwas sei falsch, wenn sie beim Sex ihre Erektion verlieren. Dann kehren die Männer zu ihren wilden Stößen zurück, um wieder eine Erektion zu bekommen.

Das Stoßen und Mahlen steigert zwar die Erregung und führt Sie zum Orgasmus, aber es hindert Sie auch daran, die Tiefe und die innige, sinnliche Vereinigung der stillen Momente zu erfahren. Wenn Sie beim Sex nur die Geheimsprache benutzen, brauchen Sie keinen steinharten Penis. Freunden Sie sich mit dem Gedanken an, dass seine Erektion abflauen wird – dann haben Sie beide die fantastische Chance, in der herrlichen, sinnlichen weiblichen Energie zu schwelgen.

»Phasen starker Erregung werden von Phasen abgelöst, in denen Sie sich nur still umarmen wollen. Das ist im Tantra völlig normal.«

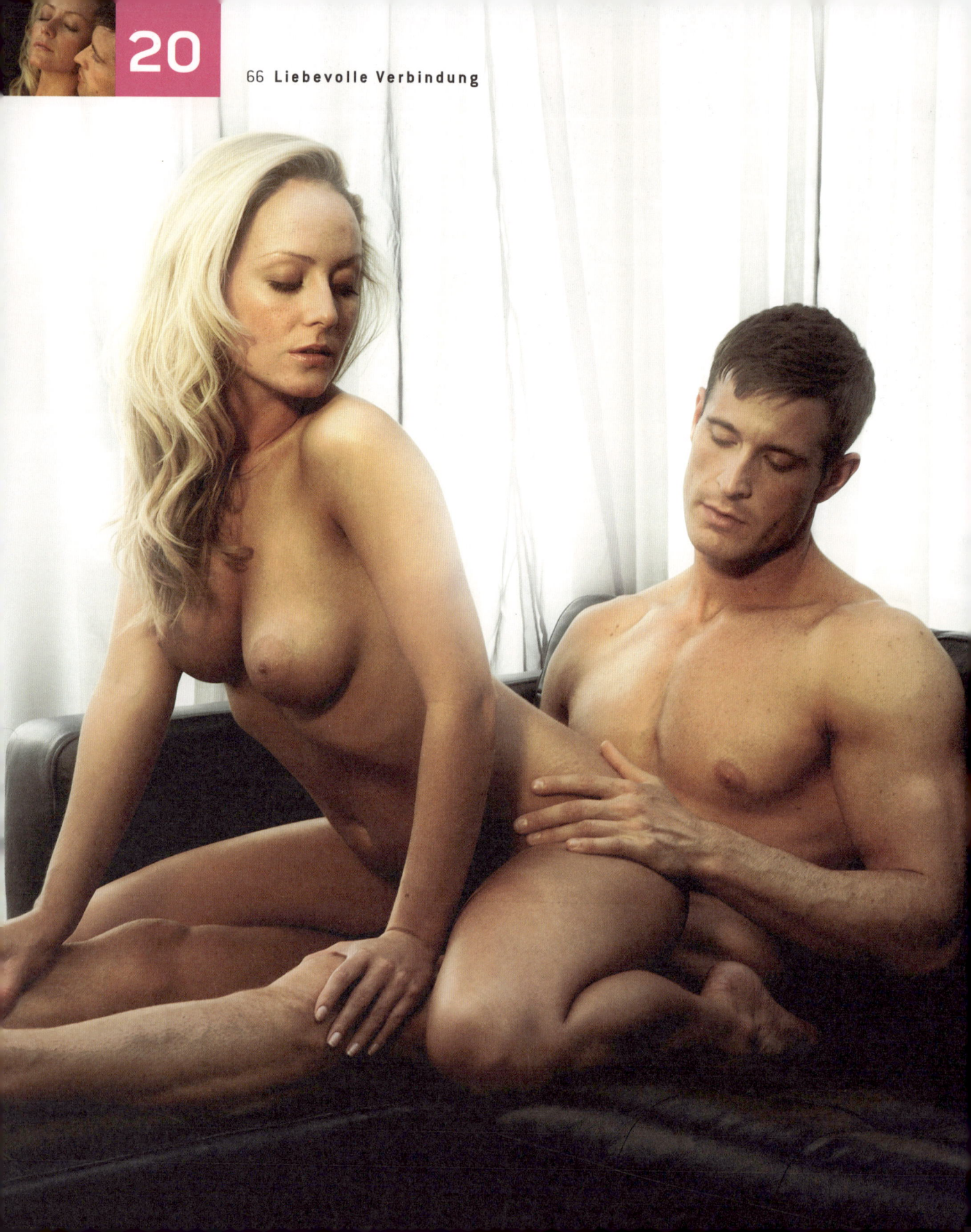

Heiliger Sitz

Er sitzt mit gestreckten Beinen auf dem Bett, sie setzt sich auf seinen Schoß und wendet ihm den Rücken zu. Dann beugt sie sich vor und stützt sich mit den Händen auf seinen Knien ab. Er kann sich ganz in die visuellen Aspekte des Sex vertiefen – der Po der Partnerin ist eine Augenweide, und ihre Yoni liebkost seinen Lingam, während sie auf ihm reitet.

Da sein Lingam im Heiligen Sitz vom Körper weggebogen wird, neigt er dazu, beim Sex herauszugleiten. Das kann sie verhindern, indem sie nur kleine Bewegungen macht, nahe bei ihm bleibt und sich eher kreisförmig bewegt, als auf und ab zu hüpfen. Sie kann in dieser Stellung auch das Beckenschütteln probieren. Die schnellen Bewegungen senden Wogen der Lust durch ihre und seine Genitalien und veranlassen die Kundalini-Energie, in ihrem Körper nach oben zu steigen (siehe Seite 82–85).

Experimentieren Sie mit verschiedenen Winkeln. Am extremsten ist der Winkel, wenn er sich flach auf den Rücken legt und sie sich so weit nach vorne lehnt, dass ihr Kopf zwischen seinen Füßen liegt. Probieren Sie Varianten aus, um herauszufinden, was am bequemsten und lustvollsten ist.

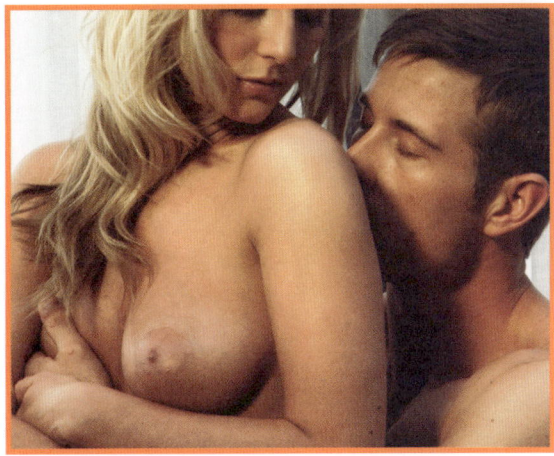

Schmusen beim Sex

Machen Sie beim Heiligen Sitz mitten im Liebesspiel eine Pause, und entspannen Sie sich beim erotischen Schmusen. Sie lehnt sich an ihn, und er umschlingt sie fest mit den Armen.

MÄNNER: Legen Sie das Kinn auf ihre Schulter, und knabbern Sie an ihrem Hals und an ihrem Ohrläppchen. Verführen Sie Ihre Partnerin mit Ihrem sanften Atem, der ihr Ohr streichelt.

FRAUEN: Synchronisieren Sie Ihre Atmung mit seiner. Meditieren Sie darüber, dass sie äußerlich und innerlich so eng miteinander verbunden sind. Wenn die Gedanken abschweifen, konzentrieren Sie sich darauf, wo Ihre Körper einander berühren: ihre Schenkel liegen auf seinen, sein Lingam gleitet in ihrer Yoni, sein Bauch und seine Brust schmiegen sich an ihren Rücken, seine Arme umschlingen ihren Rumpf. Visualisieren Sie, dass diese Kontaktstellen verschwimmen, so dass schwer zu sehen ist, wo welcher Körper endet oder beginnt.

Tantra-Technik
Dreihändige Massage

Während einer normalen Massage streicheln Sie den Körper Ihres Partners allein mit den Händen. Bei dieser dreihändigen Massage benutzen Sie ein zusätzliches Werkzeug: den Penis oder die Vagina. Während Ihre Hände den Körper des Partners streicheln, dringen Sie in ihn ein oder werden von ihm umfangen. Diese einfache, aber hochwirksame Methode ist eine großartige Möglichkeit, den Partner auf den Gipfel der sexuellen Erregung zu führen.

Diese Anleitung gilt für Männer, die ihre Partnerinnen massieren. Frauen lesen auf Seite 70 weiter.

DREIHÄNDIGE MASSAGE FÜR SIE

Schritt 1 Die Partnerin liegt auf dem Rücken, Sie knien zwischen ihren Beinen und reiben Sie mit warmem Massageöl ein. Lassen Sie die Handflächen über ihren Bauch und ihre Brustwarzen, dann über ihre Arme und Seiten gleiten. Fragen Sie, ob sie stärkeren oder leichteren Druck vorzieht.

Schritt 2 Während die Partnerin sich entspannt, gleiten Ihre Hände über ihren Bauch und ihre Oberschenkel. Wenn sie sich den Genitalien nähern, stoßen sie gelegentlich bis zur Vulva vor. Berühren Sie die Innenseite der Schenkel sanft. Wenn sie bereit ist, beginnen Sie ihre Yoni mit den Handflächen und Fingerspitzen zu streicheln und zu liebkosen.

Schritt 3 Streichen Sie nun wieder über ihre Vorderseite, und stupsen Sie ihre Genitalien mit Ihrem Penis, während Sie sich über sie beugen und ganz natürlich den Scheideneingang finden. Dringen Sie langsam ein. Die Partnerin sollte entspannt bleiben und nicht durch hartes, schnelles Stoßen in Erregung geraten.

Schritt 4 Bewegen Sie die Hände und den Penis, als wären sie miteinander verbunden. Alle drei »Hände« bewegen sich langsam als Einheit. Die Hände streicheln ihre Brüste und ihren Bauch, während der Penis sie innerlich streichelt. Visualisieren Sie sexuelle Energie, die aus den »Händen« in ihren Körper fließt.

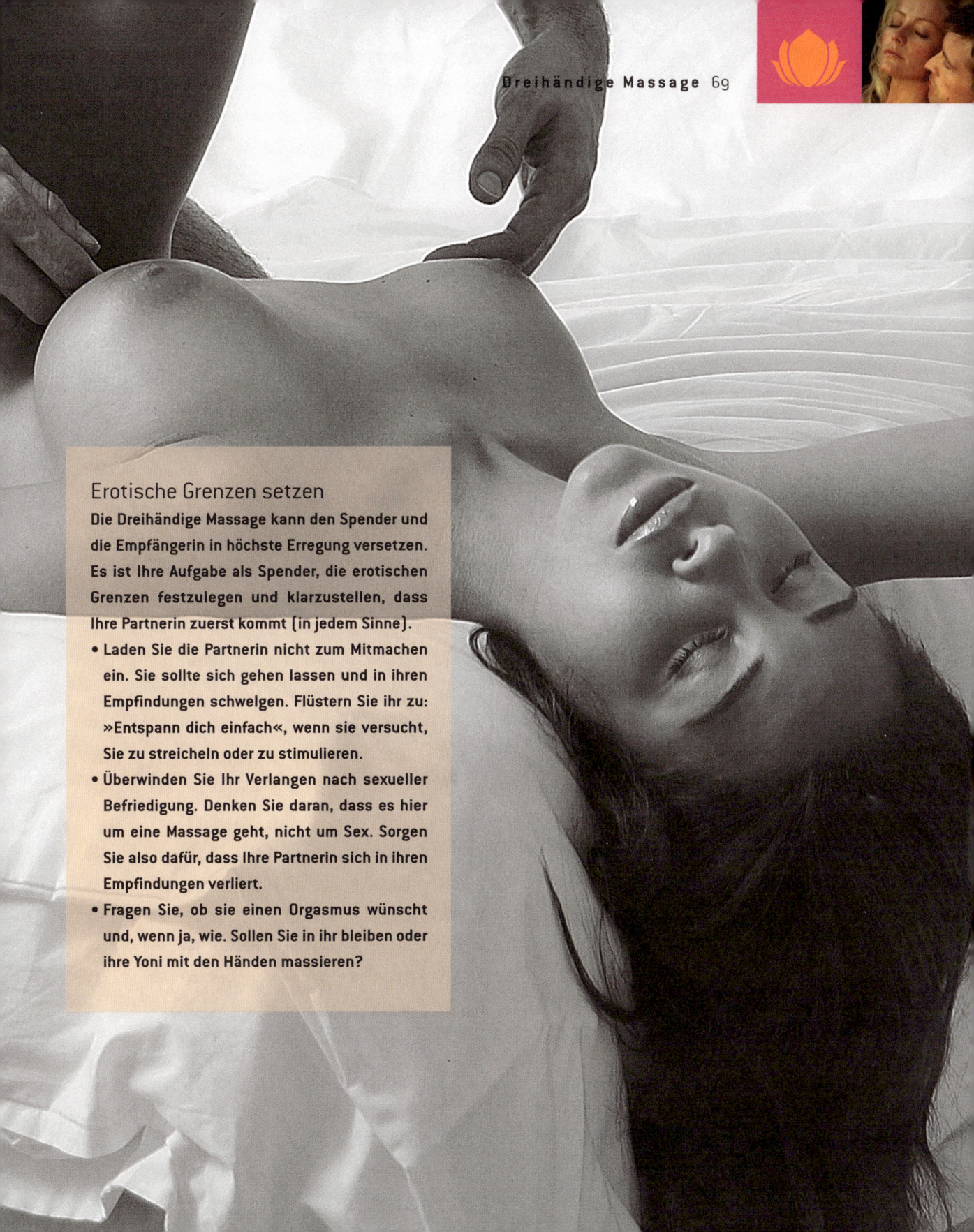

Erotische Grenzen setzen

Die Dreihändige Massage kann den Spender und die Empfängerin in höchste Erregung versetzen. Es ist Ihre Aufgabe als Spender, die erotischen Grenzen festzulegen und klarzustellen, dass Ihre Partnerin zuerst kommt (in jedem Sinne).

• Laden Sie die Partnerin nicht zum Mitmachen ein. Sie sollte sich gehen lassen und in ihren Empfindungen schwelgen. Flüstern Sie ihr zu: »Entspann dich einfach«, wenn sie versucht, Sie zu streicheln oder zu stimulieren.

• Überwinden Sie Ihr Verlangen nach sexueller Befriedigung. Denken Sie daran, dass es hier um eine Massage geht, nicht um Sex. Sorgen Sie also dafür, dass Ihre Partnerin sich in ihren Empfindungen verliert.

• Fragen Sie, ob sie einen Orgasmus wünscht und, wenn ja, wie. Sollen Sie in ihr bleiben oder ihre Yoni mit den Händen massieren?

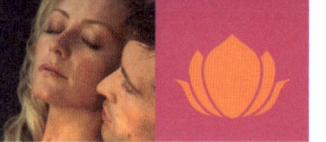

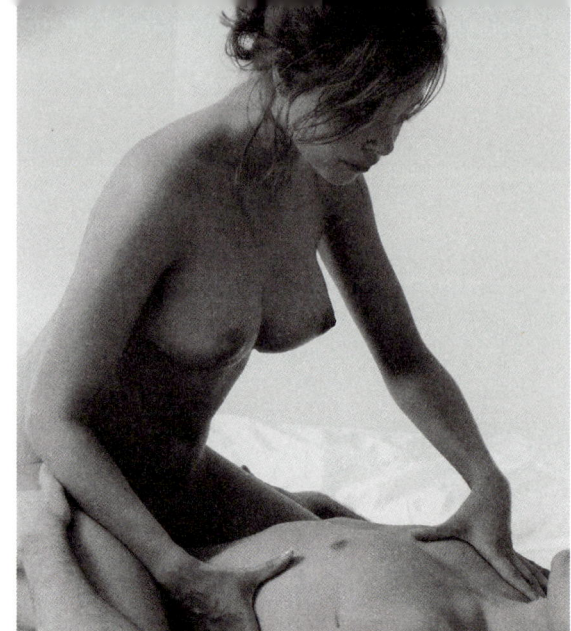

DREIHÄNDIGE MASSAGE FÜR IHN

Frauen, jetzt sind Sie dran – verschaffen Sie Ihrem Partner die Wonnen einer dreihändigen Massage!

Schritt 1 Er liegt völlig entspannt auf dem Rücken.

Schritt 2 Setzen Sie sich auf seine Taille. Legen Sie eine eingeölte Hand flach auf seine Brust. Beugen Sie sich so vor, dass ein Teil Ihres Gewichts auf seinem Körper ruht, und lassen Sie die Hände über seine Brust, Brustwarzen und Schultern kreisen. Verstärken oder verringern Sie den Druck, je nachdem, wie er reagiert, und streifen Sie mit Ihren Genitalien seinen Penis.

Schritt 3 Wenn Sie spüren, dass seine Haut wärmer wird, verlagern Sie Ihr Gewicht zurück und massieren nun auch seinen Penis und seine Hoden. Streicheln Sie ihn anfangs nur leicht mit den Fingern, während Ihre Hände hin und her gleiten. Necken Sie ihn mit flüchtigen Berührungen, und widmen Sie sich dann mehr seinem Penis. Nehmen Sie ihn in die Hände, und streicheln Sie ihn sanft (siehe Seite 92–93).

Schritt 4 Rücken Sie auf seinem Körper nach oben, und massieren Sie seinen Brustkorb mit Ihren Brüsten. Lassen Sie seine Eichel Ihre Yoni stupsen. Wenn Sie bereit sind, setzen Sie sich auf seinen Schaft, und umschließen ihn vollständig. Massieren Sie nun die Vorderseite seines Körpers mit den Händen. Hände und Yoni sollten sich fließend und harmonisch bewegen. Lassen Sie den Lingam ein wenig aus Ihrer Yoni herausrutschen, während Ihre Hände auf seinem Körper nach oben gleiten, und lassen Sie sich wieder ganz auf ihn sinken, wenn die Hände nach unten streichen.

Konzentrieren Sie sich darauf, ihm ein intensives sinnliches Erlebnis zu verschaffen. Lassen Sie sich nicht beirren, wenn seine Erektion abklingt. Massieren Sie weiter, und benutzen Sie Ihre Vulva, nicht nur Ihre Vagina, als »dritte Hand«.

Schritt 5 Er entscheidet, wie die Massage endet. Bieten Sie ihm an, ihn zum Orgasmus zu bringen oder in inniger Umarmung liegen zu bleiben.

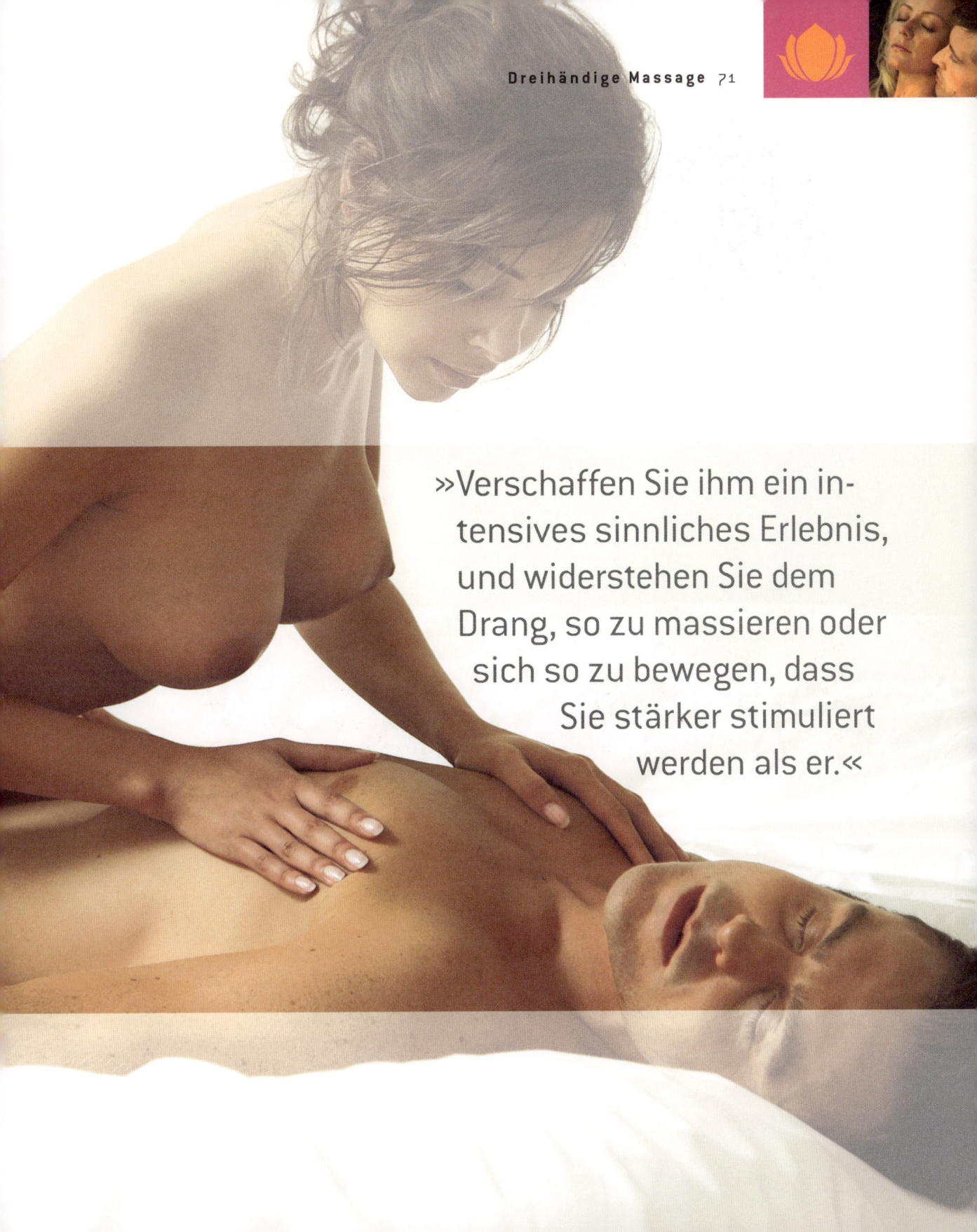

»Verschaffen Sie ihm ein intensives sinnliches Erlebnis, und widerstehen Sie dem Drang, so zu massieren oder sich so zu bewegen, dass Sie stärker stimuliert werden als er.«

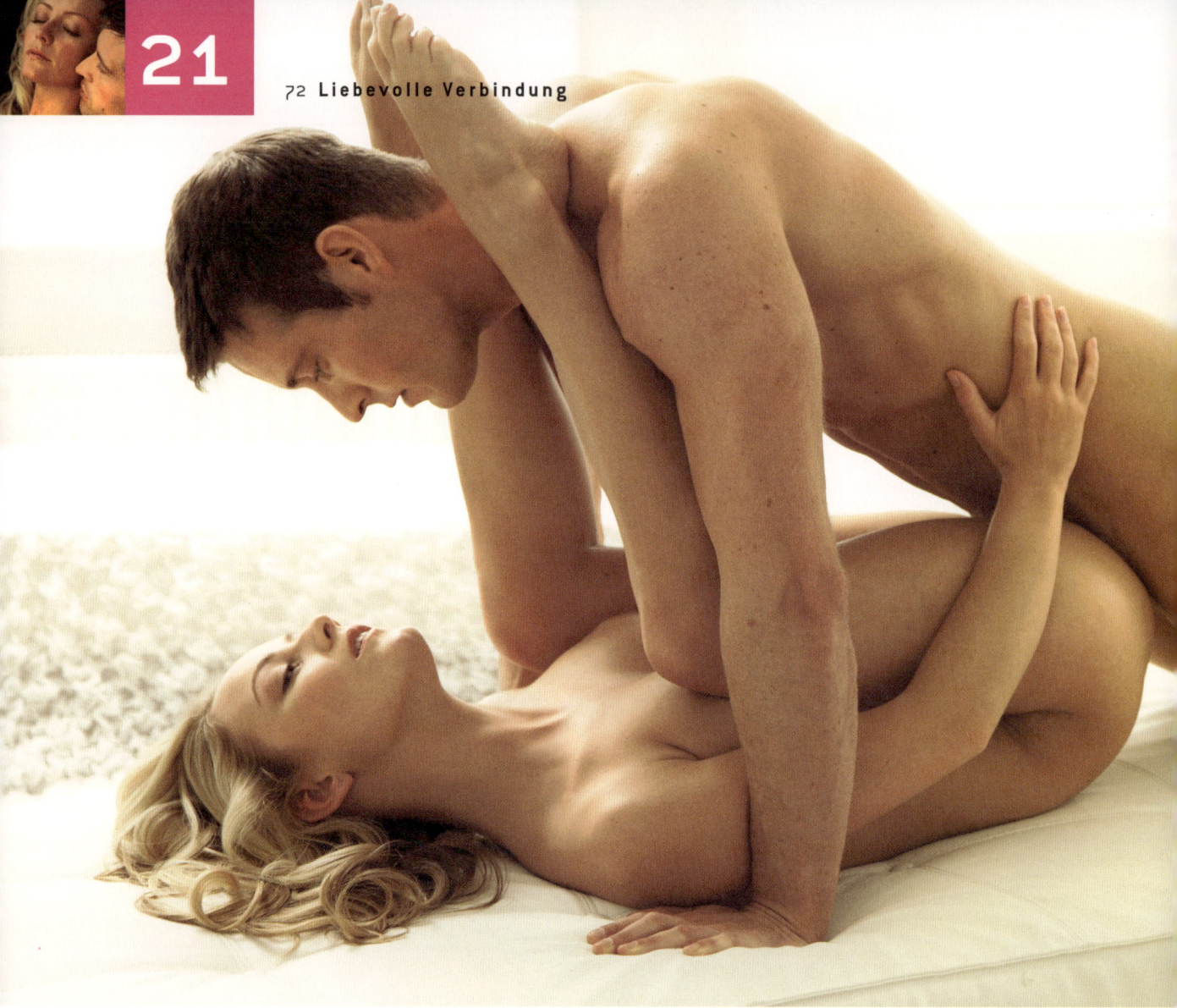

Der Bohrer

Diese Stellung hat enorme Leidenschaft und Intensität zu bieten. Die Herausforderung besteht darin, die sexuelle Energie zu zügeln und einander einen langen erotischen Genuss zu verschaffen. Lassen Sie die Lust so lange wie möglich schwelen und brennen. Das gelingt auch, wenn Sie in der Missionarsstellung beginnen und die Partnerin die Knie allmählich anzieht. **FRAUEN:** Ziehen Sie die Beine langsam nach oben, bis sie auf seinen Schultern liegen.

MÄNNER: Akzeptieren Sie Ihre Dominanz genießerisch. Freuen Sie sich über Ihre Potenz und Macht. Stöhnen, knurren oder keuchen Sie. Entspannen Sie den Po. Männer neigen dazu, die Pobacken zusammenzukneifen, wenn sie oben liegen. Die Folge ist, dass die sexuelle Spannung schnell zunimmt und zu einer explosiven Ejakulation führt. Sie können das ändern und einen langsameren, sinnlicheren Liebesakt im Tantra-Stil genießen, indem Sie sich bewusst entspannen.

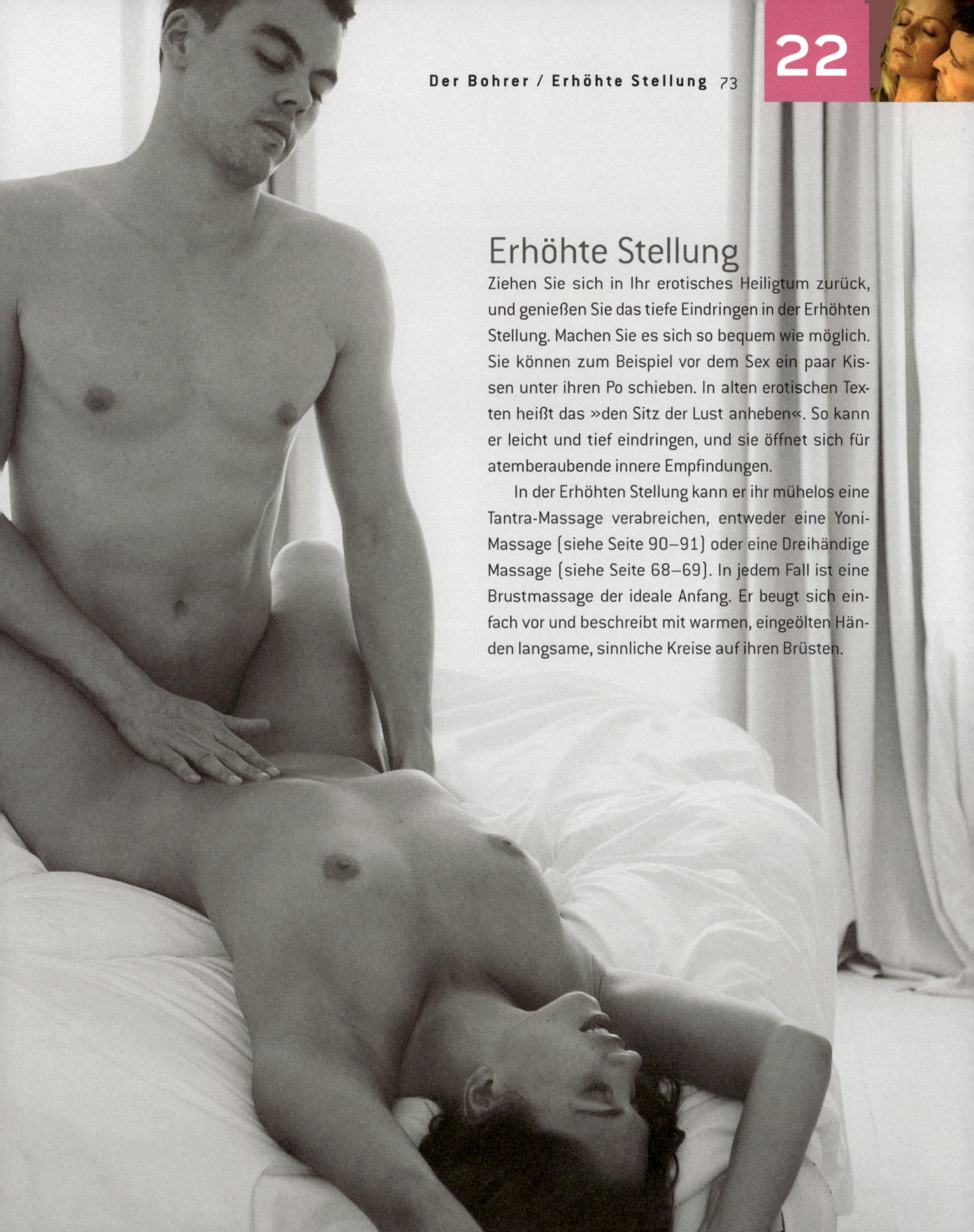

Erhöhte Stellung

Ziehen Sie sich in Ihr erotisches Heiligtum zurück, und genießen Sie das tiefe Eindringen in der Erhöhten Stellung. Machen Sie es sich so bequem wie möglich. Sie können zum Beispiel vor dem Sex ein paar Kissen unter ihren Po schieben. In alten erotischen Texten heißt das »den Sitz der Lust anheben«. So kann er leicht und tief eindringen, und sie öffnet sich für atemberaubende innere Empfindungen.

In der Erhöhten Stellung kann er ihr mühelos eine Tantra-Massage verabreichen, entweder eine Yoni-Massage (siehe Seite 90–91) oder eine Dreihändige Massage (siehe Seite 68–69). In jedem Fall ist eine Brustmassage der ideale Anfang. Er beugt sich einfach vor und beschreibt mit warmen, eingeölten Händen langsame, sinnliche Kreise auf ihren Brüsten.

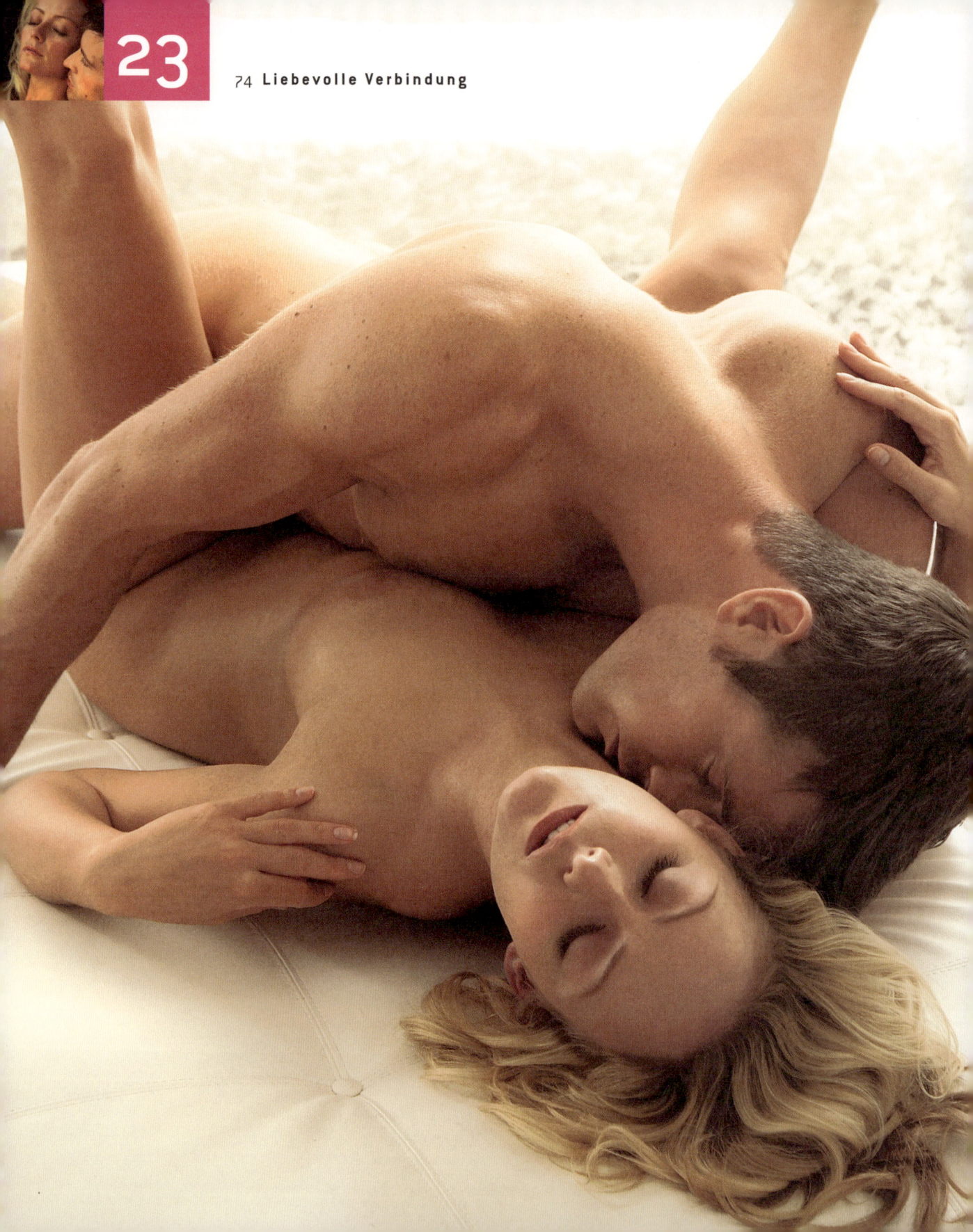

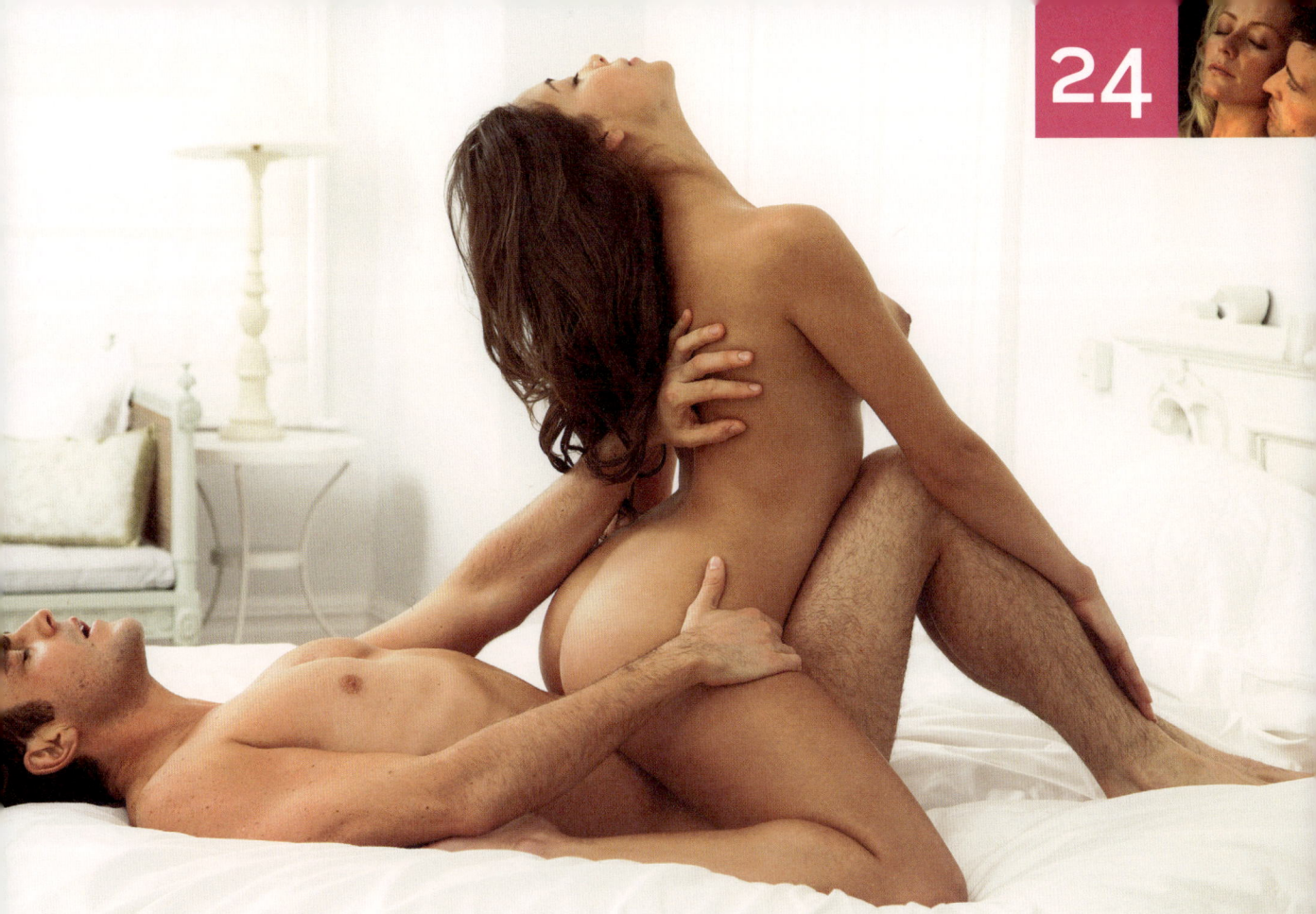

Offene Yoni

Sie spreizt ihre Beine weit und einladend, während er sich auf sie legt und eindringt. Diese Stellung kann sehr erregend für beide sein, vor allem wenn er ihre Yoni betrachtet, ehe er eindringt und/oder sie mit der Zunge verwöhnt. Konzentrieren Sie sich beim Akt auf den Penis und die Vagina, und umarmen Sie einander auch nach seinem und/oder ihrem Orgasmus.

FRAUEN: Stellen Sie sich vor, dass Sie Wärme und sexuelle Energie aus seinem Penis saugen. Nehmen Sie die Empfindungen tief in der Vagina wahr – lassen Sie zu, dass die Wärme Sie entflammt und Ihre Lust verstärkt.

MÄNNER: Stellen Sie sich vor, das Ihr Penis vor Liebe pulsiert, während er sich in ihr bewegt. Füllen Sie die Partnerin bei jedem Stoß mit Liebe und Energie.

Ozean der Lust

Diese extrem erotische Stellung ist ein tantrischer Augenschmaus. Die Liebenden sind zwar voneinander abgewandt, aber sie können die Stelle sehen, an der sie miteinander verbunden sind. Zudem lässt sich eine dreihändige Massage verabreichen. (siehe Seite 68). Sie kann sich beim Vorbeugen entspannen und sich an seinen Beinen festhalten. Er kann den Penis in ihr anspannen und dabei ihren Rücken massieren.

MÄNNER: Reiben Sie ihren Rücken mit warmem Massageöl ein. Wenden Sie dabei verschiedene Techniken an: Massieren Sie mit den Handflächen, ziehen Sie an beiden Seiten ihrer Wirbelsäule Linien mit den Fingerspitzen, streichen Sie mit den Fingernägeln über die Haut, oder berühren Sie die Haut sanft wie eine Feder (siehe Seite 40). Lindern Sie den Druck allmählich.

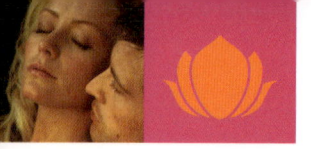

Tantra-Technik
Herz-Orgasmus

Verbinden Sie diese wundervolle tantrische Atem-übung mit köstlichen Lustgefühlen, und Sie erleben vielleicht einen wunderbaren Herz-Orgasmus. Bevor Sie diese Technik ausprobieren, sollten Sie aber ein paar Mal die Chakraatmung (siehe Seite 28) üben. Da Sie Energie hinauf zum Herzchakra ziehen, müssen Sie mit den Chakren und dem zentralen Kanal vertraut sein.

SCHRITTE ZUM HERZ-ORGASMUS

Schritt 1 Legen oder setzen Sie sich bequem hin, und streicheln Sie Ihre Genitalien. Lassen Sie sich Zeit, und experimentieren Sie mit verschiedenen Arten der Berührung. Denken Sie dabei an eine sexuelle Szene-rie, die Ihnen gefällt. Necken Sie sich, indem Sie die Hände gelegentlich wegziehen, um andere Lustzonen zu erforschen.

Schritt 2 Sobald Sie sehr erregt sind, stimulieren Sie die Genitalien stärker, als würden Sie einen Orgasmus anstreben. Doch im letzten Augenblick nehmen Sie die Hand weg und streichen mit der Handfläche hinauf zum Herzchakra in der Brustmitte (siehe Seite 23). Gleichzeitig atmen Sie schnell und tief ein, halten den Atem an und kontrahieren die Liebesmuskeln (siehe Seite 62–65) kräftig. Visualisieren Sie, wie die star-ke sexuelle Energie von den Genitalien zum Herzen fließt.

Schritt 3 Halten Sie die Atempause und die Muskel-kontraktion durch, solange Sie sich dabei wohlfühlen. Ihr Brustkorb füllt sich mit prickelnder Wärme. Je öfter Sie diese Übung machen, desto stärker wird Ihr Herz-Orgasmus! Atmen Sie dann aus, entspannen Sie die Liebesmuskeln, und streichen Sie gleichzeitig mit der Hand zurück zu den Genitalien. Die sexuelle Energie nehmen Sie mit.

Machen Sie diese Übung mehrere Male hinterei-nander, ehe Sie sich einem heftigen genitalen Orgas-mus hingeben, falls Sie das wollen.

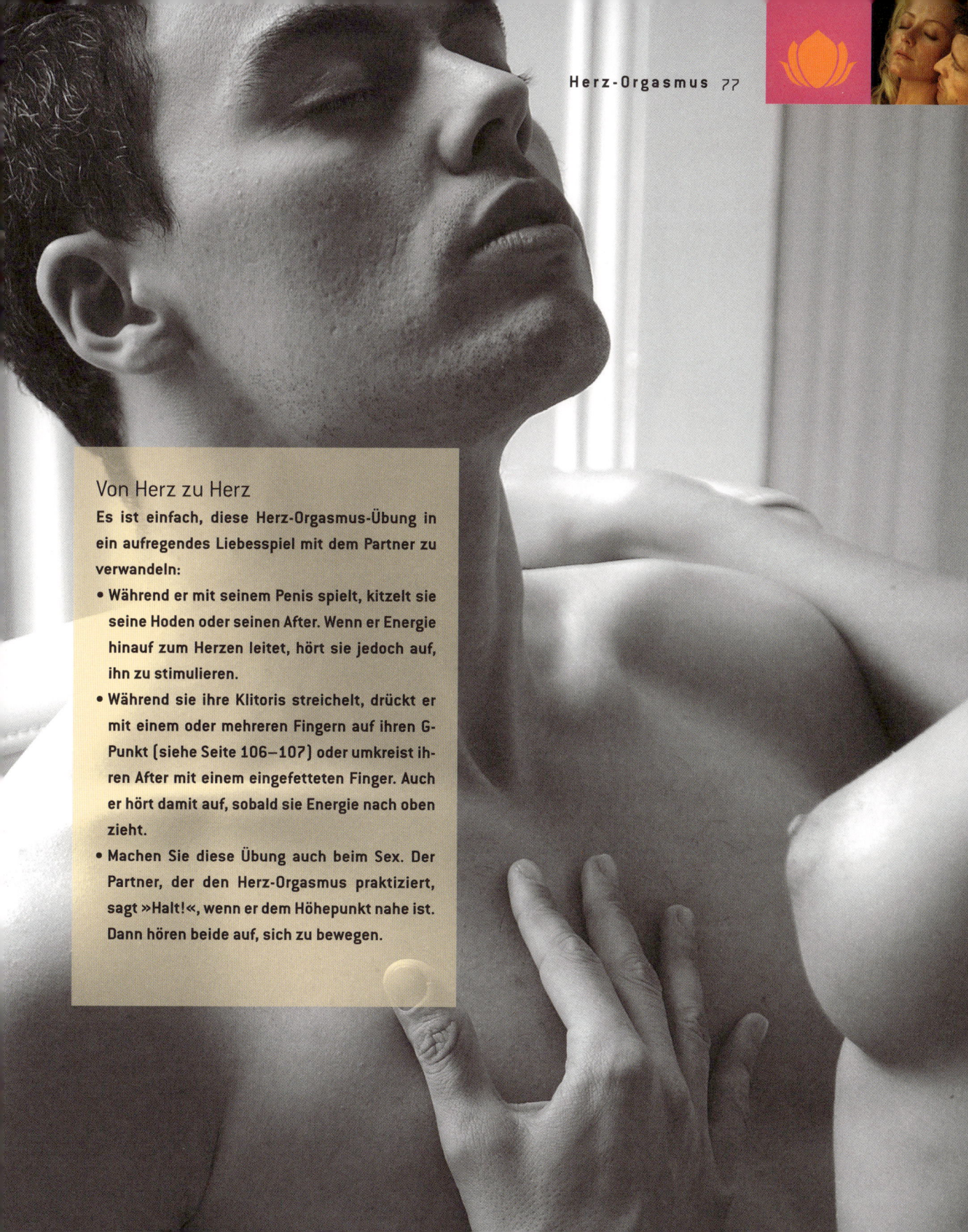

Von Herz zu Herz

Es ist einfach, diese Herz-Orgasmus-Übung in ein aufregendes Liebesspiel mit dem Partner zu verwandeln:

• Während er mit seinem Penis spielt, kitzelt sie seine Hoden oder seinen After. Wenn er Energie hinauf zum Herzen leitet, hört sie jedoch auf, ihn zu stimulieren.

• Während sie ihre Klitoris streichelt, drückt er mit einem oder mehreren Fingern auf ihren G-Punkt (siehe Seite 106–107) oder umkreist ihren After mit einem eingefetteten Finger. Auch er hört damit auf, sobald sie Energie nach oben zieht.

• Machen Sie diese Übung auch beim Sex. Der Partner, der den Herz-Orgasmus praktiziert, sagt »Halt!«, wenn er dem Höhepunkt nahe ist. Dann hören beide auf, sich zu bewegen.

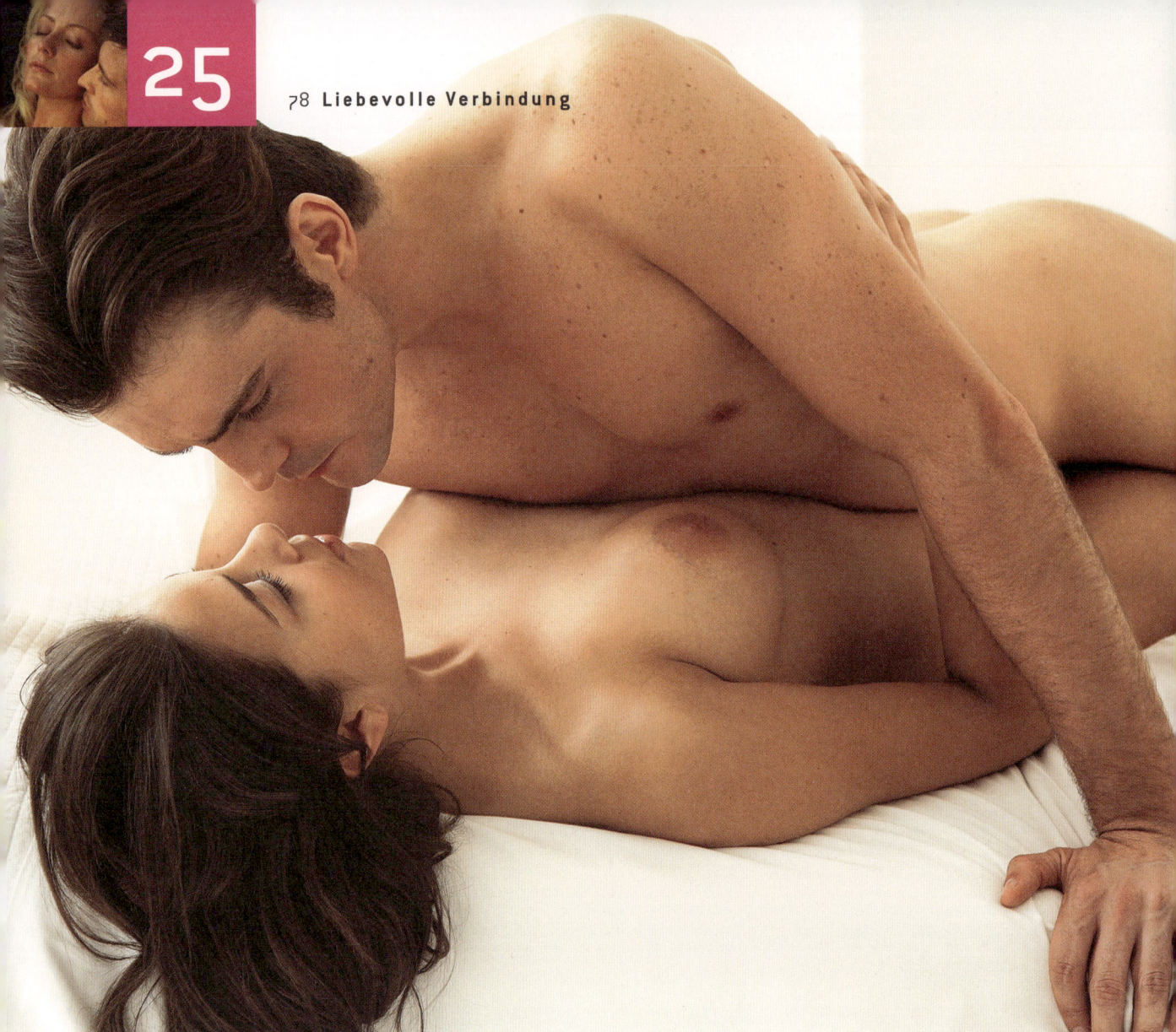

Innige Umarmung

Feiern Sie die Verbindung zwischen Intimität und Erotik in dieser Stellung, indem Sie einander zärtlich umarmen. Streicheln Sie das Gesicht des Partners, und flüstern Sie einander liebevolle Worte ins Ohr. Dies ist eine wundervolle Stellung, um einander innig in die Augen zu schauen.

Bei dieser Variante der Missionarsstellung schließt sie die Beine, so dass der Kontakt der Genitalien angenehm eng ist. Wenn beide sich synchron bewegen, reibt sein Penis ihre Klitoris, was dazu beiträgt, sie auf den Gipfel der Erregung zu bringen.

MÄNNER: Ziehen Sie den Penis nach jedem Stoß fast ganz heraus, und dringen Sie dann wieder langsam ein. Schauen Sie der Partnerin dabei in die Augen.

FRAUEN: Stellen Sie sich vor, ihn einzusaugen. Schauen Sie ihm beim Sex in die Augen.

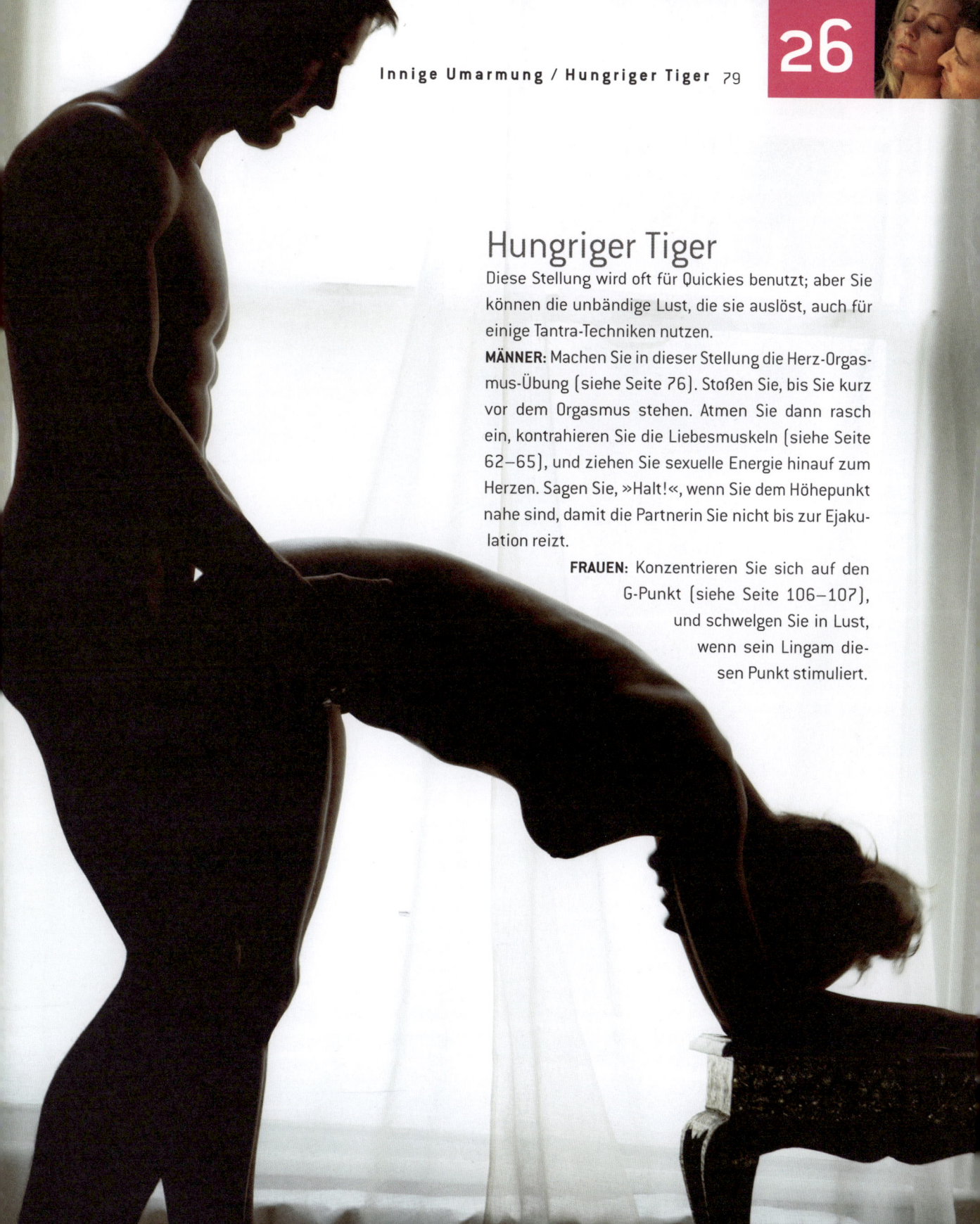

Hungriger Tiger

Diese Stellung wird oft für Quickies benutzt; aber Sie können die unbändige Lust, die sie auslöst, auch für einige Tantra-Techniken nutzen.

MÄNNER: Machen Sie in dieser Stellung die Herz-Orgasmus-Übung (siehe Seite 76). Stoßen Sie, bis Sie kurz vor dem Orgasmus stehen. Atmen Sie dann rasch ein, kontrahieren Sie die Liebesmuskeln (siehe Seite 62–65), und ziehen Sie sexuelle Energie hinauf zum Herzen. Sagen Sie, »Halt!«, wenn Sie dem Höhepunkt nahe sind, damit die Partnerin Sie nicht bis zur Ejakulation reizt.

FRAUEN: Konzentrieren Sie sich auf den G-Punkt (siehe Seite 106–107), und schwelgen Sie in Lust, wenn sein Lingam diesen Punkt stimuliert.

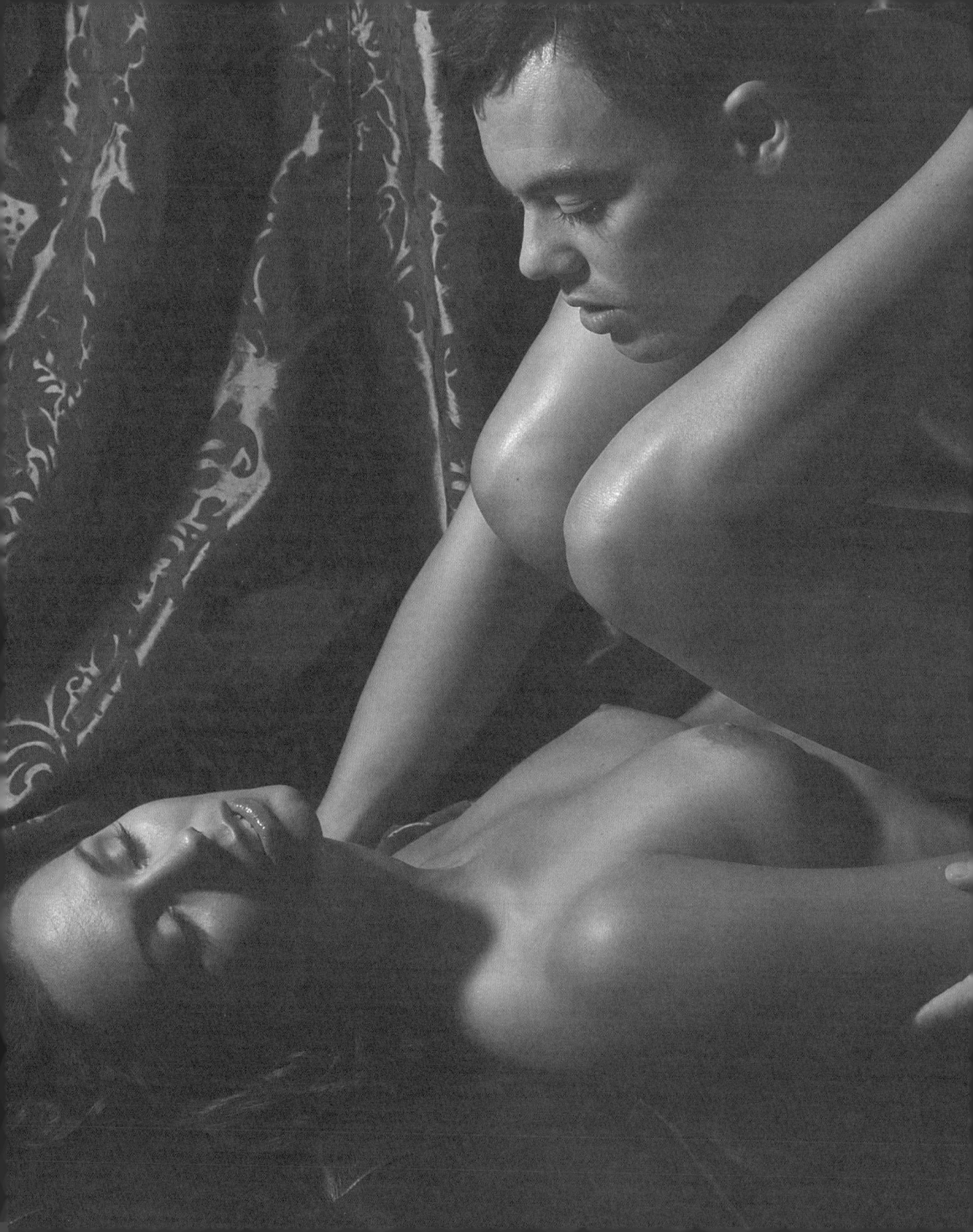

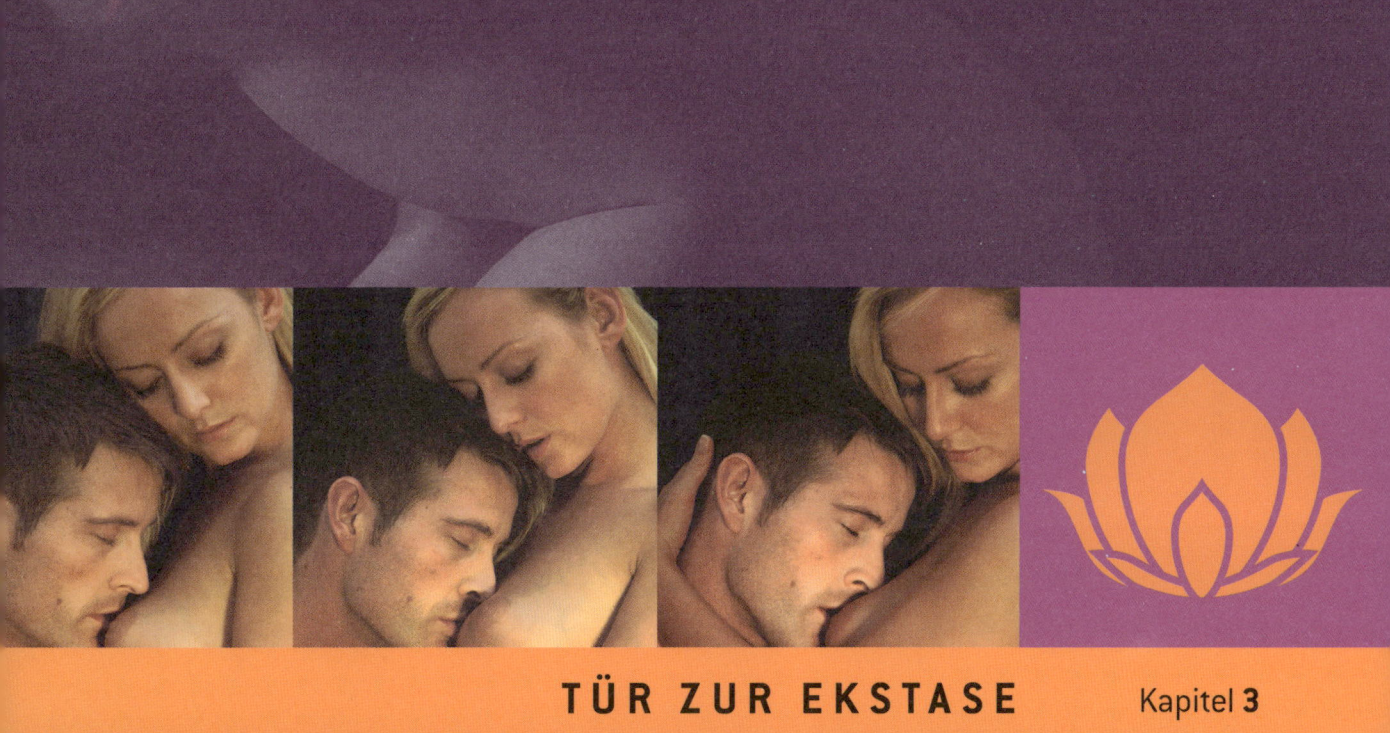

TÜR ZUR EKSTASE Kapitel **3**

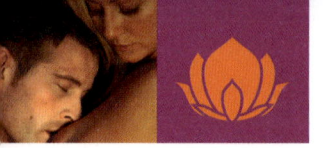

Tantra-Technik
Feueratem

Mit dieser äußerst wirksamen Kundalini-Technik (siehe Seite 84) öffnen Sie Ihre Energiebahnen und bringen den ganzen Körper zum Prickeln. Wie Tantra verfolgt Kundalini das Ziel, Energie durch die Chakren zu leiten und dadurch tiefe Freude auszulösen. Wenn Sie diese Übung vor dem Sex machen, fühlen Sie sich hellwach und »feurig«. Auch mitten im Liebesakt hat sie eine fantastische Wirkung.

Sie können den Feueratem mit dem Partner üben; doch im Gegensatz zu anderen tantrischen Atemübungen brauchen Sie nicht synchron zu atmen. Setzen Sie sich mit geradem Rücken und gekreuzten Beinen auf den Boden, und atmen Sie zuerst ein paar Mal normal.

HECHELN ...

Atmen Sie einige Male hechelnd, bevor Sie mit dem kraftvollen Ausatmen beginnen. Strecken Sie die Zunge heraus, und hecheln Sie wie ein Hund. Ziehen Sie den Nabel beim Ausatmen rasch ein, um die Luft so schnell wie möglich aus den Lungen zu pressen. Wenn Sie die Hand auf den Bauch legen, spüren Sie, wie er und das Zwerchfell rasch pulsieren.

... UND DAS FEUER VERBREITEN

Nach dem Hecheln gehen Sie zum Feueratem über. Ziehen Sie die Zunge ein, und schließen Sie den Mund. Atmen Sie wieder energisch aus, diesmal jedoch durch die Nase. Atmen Sie nach und nach in einem schnellen, kraftvollen Rhythmus. Wenn es hilft, visualisieren Sie Ihren Bauch als Blasebalg. Spüren Sie, wie der Solarplexus (siehe Seite 23) Wärme abstrahlt, die sich im Körper ausbreitet.

Wenn Sie den Feueratem richtig beherrschen, werden Sie rasch feststellen, dass Sie nicht auf das Einatmen zu achten brauchen – es geschieht ganz von selbst, weil die Luft in die Lungen zurückströmt, sobald Sie das Zwerchfell entspannen.

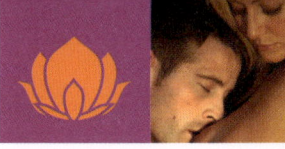

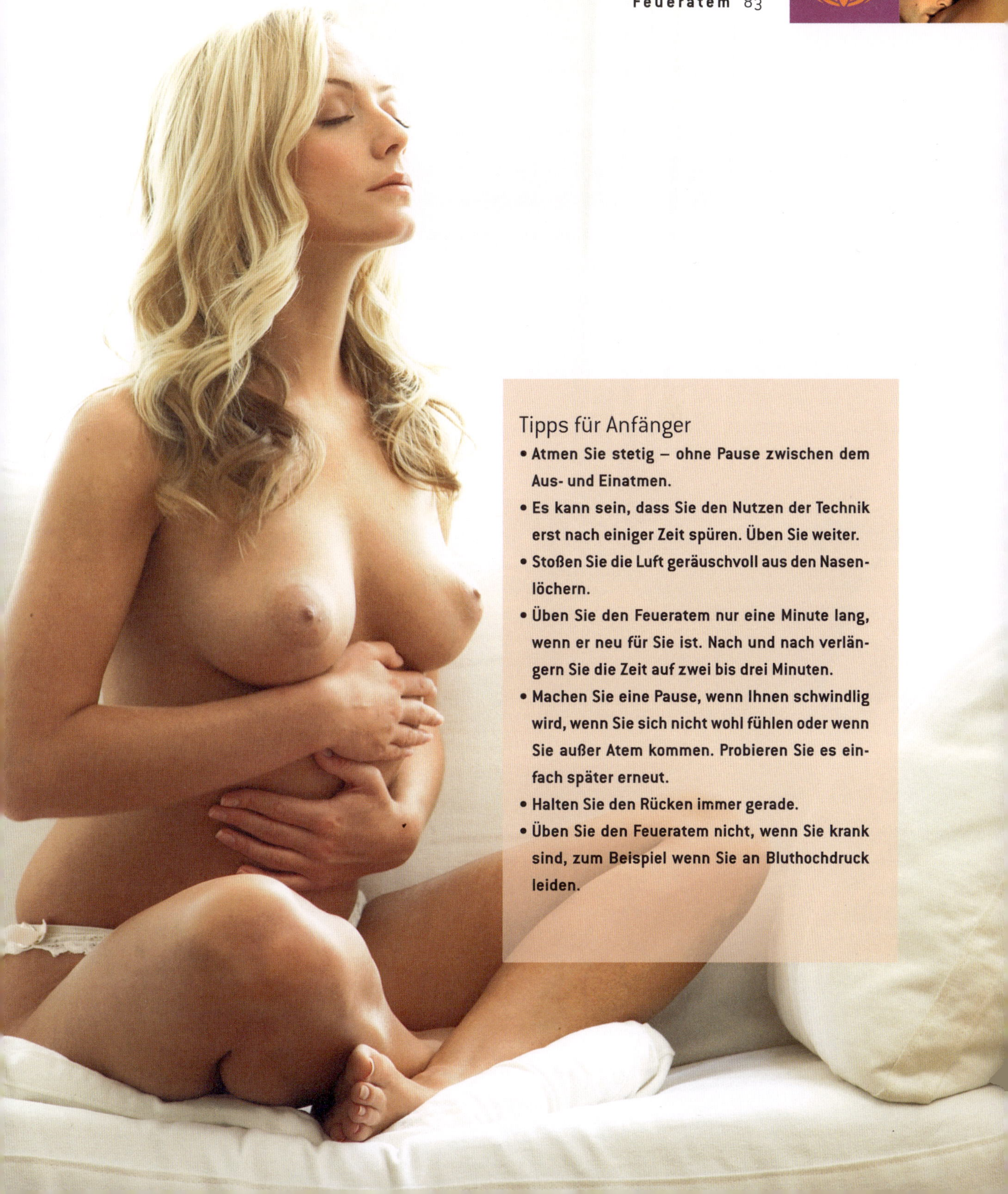

Tipps für Anfänger

- Atmen Sie stetig – ohne Pause zwischen dem Aus- und Einatmen.
- Es kann sein, dass Sie den Nutzen der Technik erst nach einiger Zeit spüren. Üben Sie weiter.
- Stoßen Sie die Luft geräuschvoll aus den Nasenlöchern.
- Üben Sie den Feueratem nur eine Minute lang, wenn er neu für Sie ist. Nach und nach verlängern Sie die Zeit auf zwei bis drei Minuten.
- Machen Sie eine Pause, wenn Ihnen schwindlig wird, wenn Sie sich nicht wohl fühlen oder wenn Sie außer Atem kommen. Probieren Sie es einfach später erneut.
- Halten Sie den Rücken immer gerade.
- Üben Sie den Feueratem nicht, wenn Sie krank sind, zum Beispiel wenn Sie an Bluthochdruck leiden.

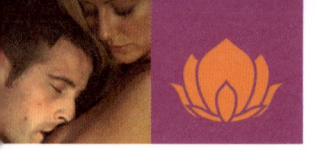

Tantra-Technik
Kundalini-Schütteln

Öffnen Sie sich körperlich, seelisch und geistig, bevor Sie diese bewährte Tantra-Technik beim Sex ausprobieren.

Im Tantra ist Kundalini (das Wort bedeutet »zusammengekringelte Schlange«) ein Energiespeicher an der Basis der Wirbelsäule. Die folgende Übung, das Kundalini-Schütteln, lässt Energie durch den Körperkern fließen. Machen Sie die Übung zusammen mit Ihrem Partner – so können Sie sich schneller, tiefer und schöner miteinander verbinden.

SCHÜTTELN UND LOCKERN

Schritt 1 Da Sie sich beim Kundalini-Schütteln schnell bewegen müssen, sollten Sie anregende Musik dabei hören. Legen Sie also nach der Atembeobachtung (siehe Seite 20) schnelle, dynamische Musik auf, stellen Sie sich vor Ihren Partner, und fangen Sie mit dem Schütteln an. Beginnen Sie mit den Knien. Wippen Sie nicht nur damit, sondern lassen Sie sie buchstäblich zittern. Mit den schnellen Schwingungen wecken Sie die Kundalini-Energie. Wenn es hilft, stellen Sie sich vor, dass Sie vor Kälte zittern oder dass die Erde bebt.

Schritt 2 Lassen Sie die Schwingungen von den Knien zu den Hüften wandern. Schütteln Sie die Hüften. Denken Sie nicht darüber nach, ob Sie albern oder unerotisch aussehen, und versuchen Sie auch nicht zu tanzen – gehen Sie einfach in der Bewegung auf. Schütteln Sie die Knie und Hüften mehrere Minuten lang kräftig, selbst wenn Sie müde sind.

Schritt 3 Nach fünf Minuten schütteln Sie den Bauch und danach den Brustkorb. Es kann sein, dass Ihr Körper sich von selbst zu schütteln beginnt. Geben Sie sich einfach der Kundalini-Energie hin, die in Ihnen aufsteigt. Atmen Sie beim Schütteln weiter, und überprüfen Sie im Geiste Ihren Körper, um Verspannungen aufzuspüren, vor allem in den Liebesmuskeln (siehe Seite 65), im Bauch, in den Pobacken und im Kiefer.

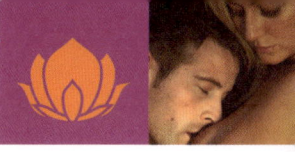

Schritt 4 Zum Schluss schütteln Sie den ganzen Körper, auch die Schultern, Arme und Hände. Der Hals und der Kopf sollten von den Schwingungen ebenfalls erfasst werden. Prüfen Sie immer wieder, ob Sie irgendwo verspannt sind. Geben Sie sich dem Energiestrom hin, der an der Wirbelsäule nach oben steigt. Stellen Sie sich eine Schlange vor, die sich langsam aufrichtet.

Schritt 5 Nachdem Sie sich 10 bis 15 Minuten lang geschüttelt haben, lassen Sie Ihre Bewegungen abflauen. Visualisieren Sie eine Schlange, die sich zusammenkringelt, und atmen Sie langsamer und regelmäßiger. Ihre Bewegungen werden immer kleiner und hören schließlich auf. Lächeln Sie Ihren Partner an.

FRÖHLICHE VERBINDUNG

Bleiben Sie nach dieser Übung eng beieinander – beim Sex, beim Blick in die Seele (siehe Seite 118–119) oder in einer Umarmung auf dem Bett.

Hemmungen abschütteln

Für viele Menschen sind nicht die körperlichen Anforderungen beim Schütteln ein großes Hindernis, sondern der Verlust der Selbstbeherrschung. Manche sperren sich gegen diese Übung, weil sie denken: »Ich sehe dumm aus«, »Ich will mich nicht so gehen lassen« oder »Das kann ich nicht – es ist zu verrückt«.

Sehen Sie in dieser Übung eine Chance, Hemmungen loszuwerden. Wenn es klappt, fühlen Sie sich nicht nur entspannter und in Ihrem Körper wohler, sondern Sie haben auch mehr Vertrauen und können sich mit Ihrem Partner im Bett und im Alltag gehen lassen.

Während Sie sich den Schwingungen hingeben und Kundalini-Energie freisetzen, stellen Sie sich vor, dass Sie alles abschütteln, was Sie nicht mehr haben wollen: Hemmungen, Probleme und negative Gedanken.

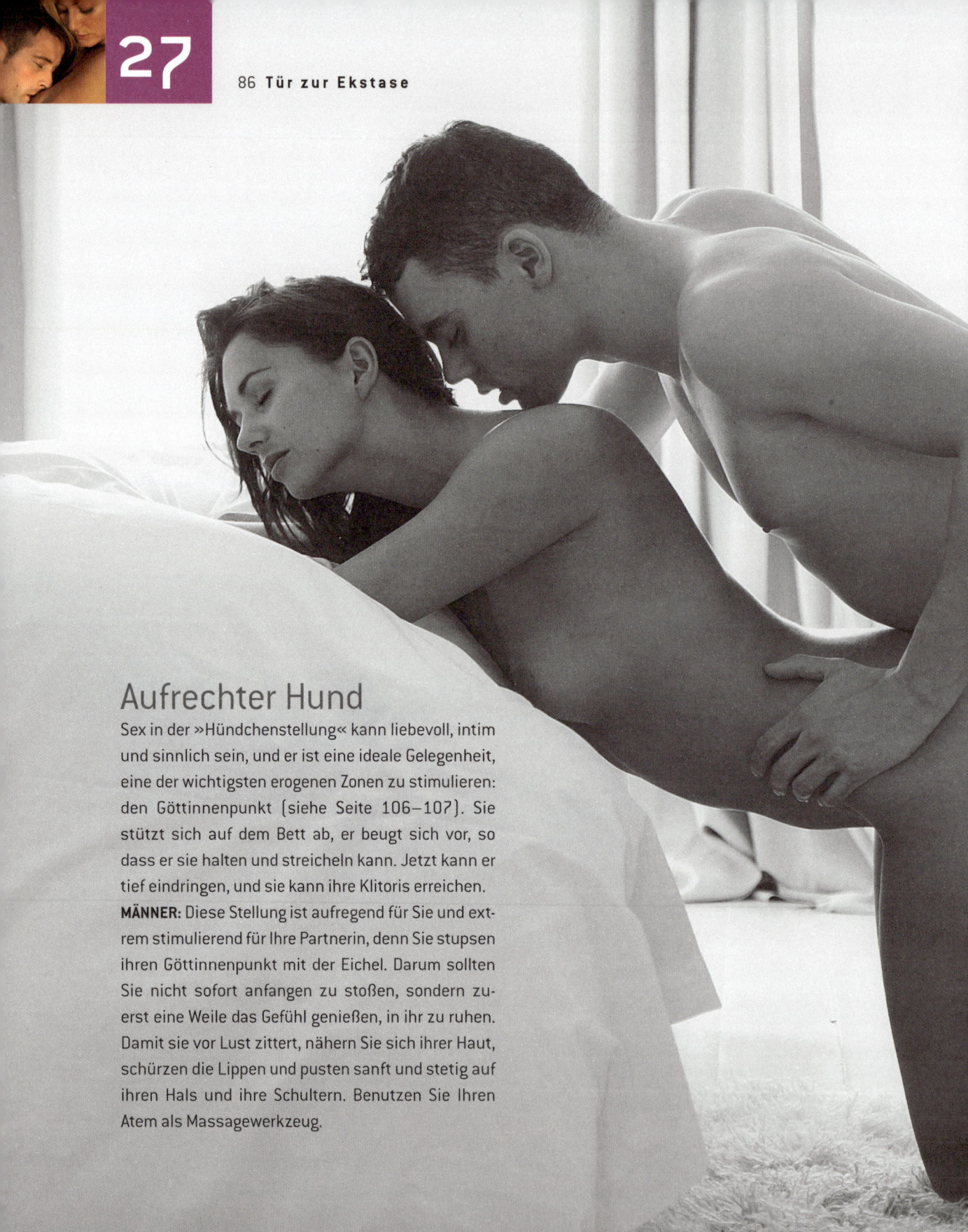

Aufrechter Hund

Sex in der »Hündchenstellung« kann liebevoll, intim und sinnlich sein, und er ist eine ideale Gelegenheit, eine der wichtigsten erogenen Zonen zu stimulieren: den Göttinnenpunkt (siehe Seite 106–107). Sie stützt sich auf dem Bett ab, er beugt sich vor, so dass er sie halten und streicheln kann. Jetzt kann er tief eindringen, und sie kann ihre Klitoris erreichen.

MÄNNER: Diese Stellung ist aufregend für Sie und extrem stimulierend für Ihre Partnerin, denn Sie stupsen ihren Göttinnenpunkt mit der Eichel. Darum sollten Sie nicht sofort anfangen zu stoßen, sondern zuerst eine Weile das Gefühl genießen, in ihr zu ruhen. Damit sie vor Lust zittert, nähern Sie sich ihrer Haut, schürzen die Lippen und pusten sanft und stetig auf ihren Hals und ihre Schultern. Benutzen Sie Ihren Atem als Massagewerkzeug.

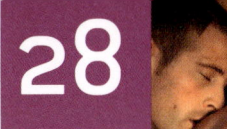

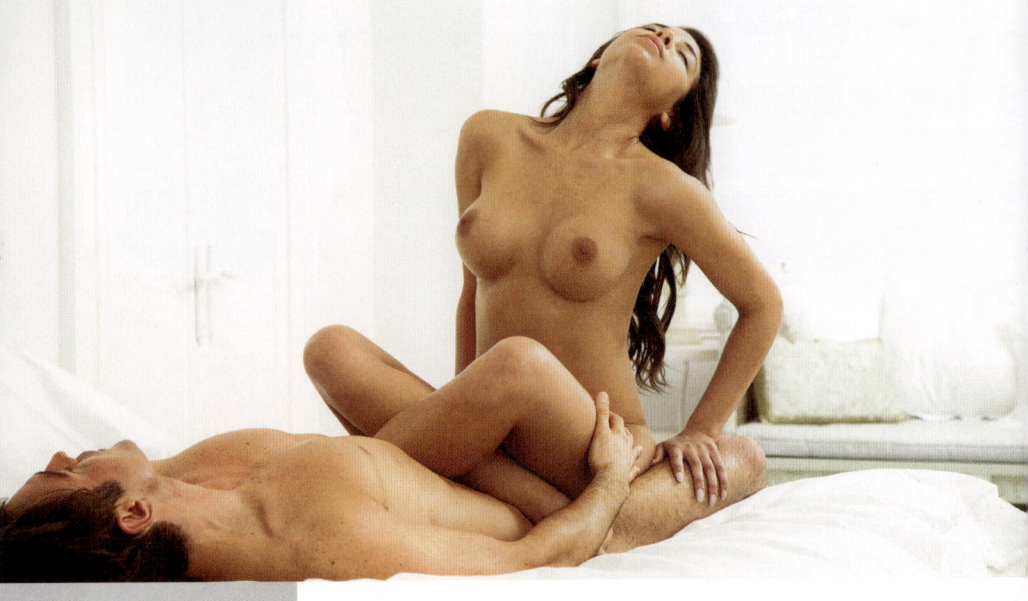

Gekreuzte Beine

Sobald sie mit gekreuzten Beinen bequem sitzt, kann sie sich kaum noch bewegen. Im Tantra ist das ein Vorteil, weil die Liebenden nun die Geheimsprache (siehe Seite 64) üben und ihre Liebesmuskeln (siehe Seite 62–65) benutzen können.

Sie kann sich aus jeder Stellung, in der sie oben und ihm zugewandt ist, in diesen Sitz begeben. Experimentieren Sie so lange, bis sie es bequem hat. Er kann zum Beispiel die Hände unter ihren Po schieben, um ihr Gewicht auf seinem Becken zu verringern. Oder er beugt die Beine, so dass sie sich an seine Oberschenkel lehnen kann

FRAUEN: Wenn Sie diese Stellung unbequem oder unangenehm finden, stellen Sie einen Fuß auf den Boden oder aufs Bett.

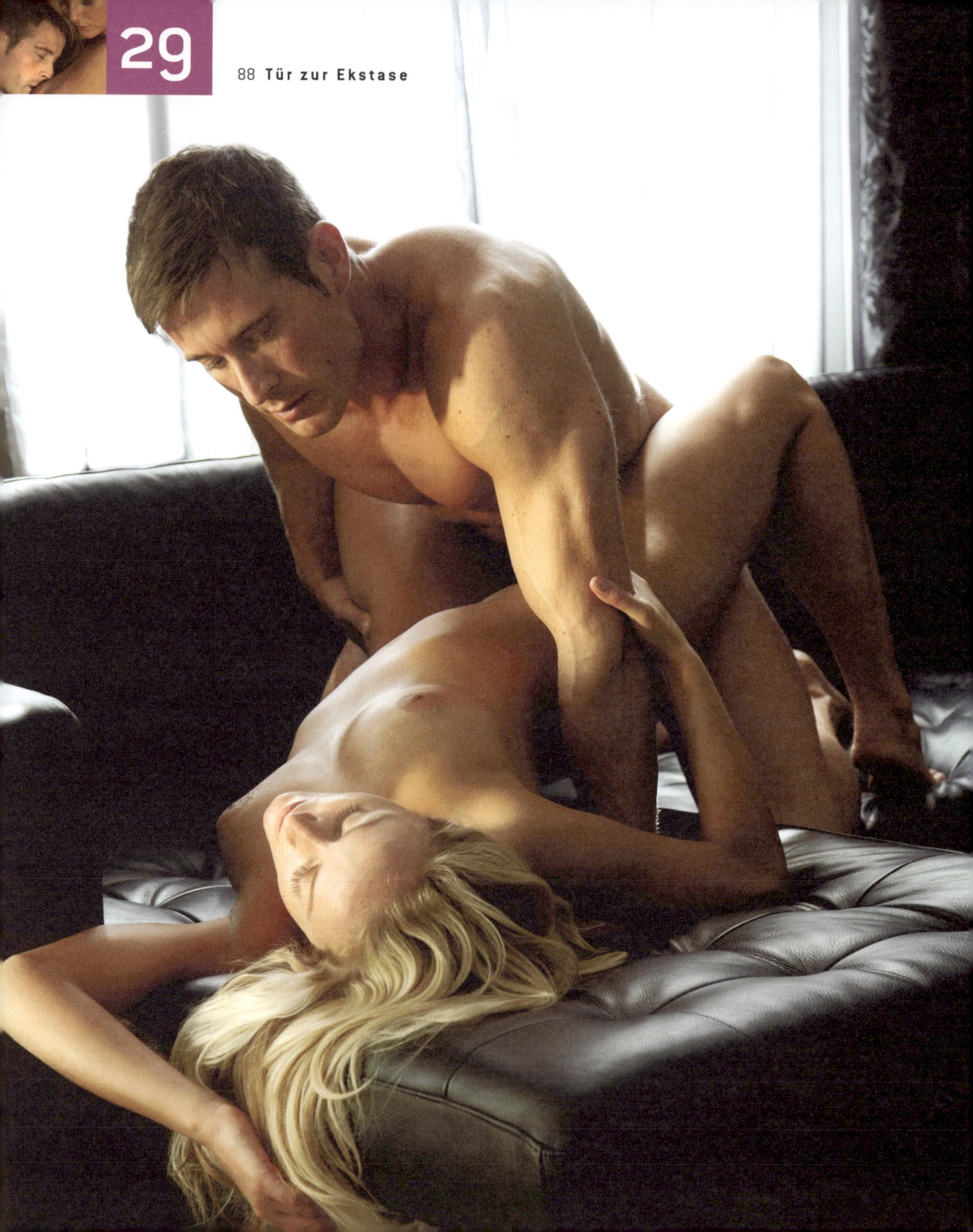

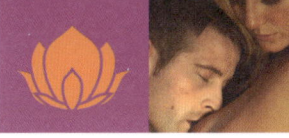

Aufsteigende Stellung

Dies ist eine großartige Stellung für einen leidenschaftlichen Liebesakt. Steigern Sie die Leidenschaft aber langsam. Beginnen Sie mit zärtlichem Schmusen: Streicheln Sie das Gesicht und den Körper des Partners, und schauen Sie einander in die Augen. Es besteht keine Eile, was den Sex anbelangt, und Sie müssen nichts weiter tun. Genießen Sie einfach die Intimität des Augenblicks.

Beginnen Sie dann, synchron zu atmen. Sobald sich das ganz natürlich anfühlt, kann er in der Missionarsstellung eindringen. Sie schiebt das Becken so weit wie möglich nach oben, und er lässt sich mitschieben.

Da ihre Hüften in der Luft schweben, können sich beide gut bewegen. Sie kann nach oben stoßen oder mit dem Becken schlängelnde Bewegungen machen. Er kann nach unten stoßen und ihren Bewegungen entgegenkommen.

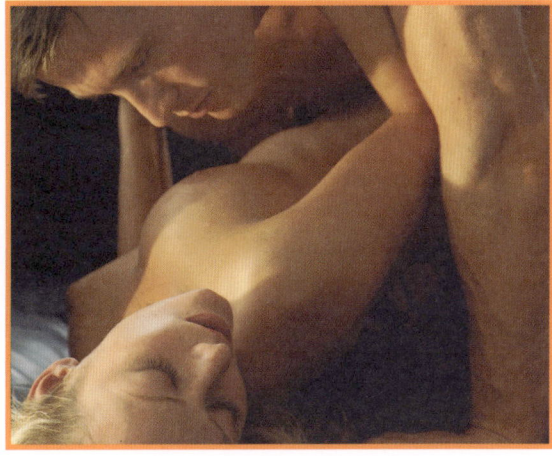

Durchdrehen erlaubt!

Viele Tantra-Techniken sind langsam und beherrscht. Aber der spirituelle Lehrer Osho ist der Meinung, dass Liebende manchmal die Selbstbeherrschung verlieren und sich beim Sex wie besessen bewegen sollten.

Die Aufsteigende Stellung ist eine gute Gelegenheit, das zu probieren, weil beide sich frei bewegen können, sofern sie viel Platz haben. Mit den Empfindungen werden auch die Bewegungen immer wilder und hemmungsloser. Winden Sie sich aneinander. Lassen Sie die Genitalien zusammenprallen. Wälzen Sie sich in andere Stellungen. Vergessen Sie alle Bilder über »richtigen Sex«, die Sie im Kopf haben.

Osho sagte: »Vergiss alles, und geh in deiner Ganzheit auf ... Denke nicht mehr. Nur dann wird dir bewusst, dass du mit einem Menschen eins geworden bist.«

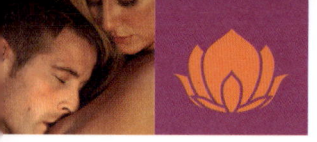

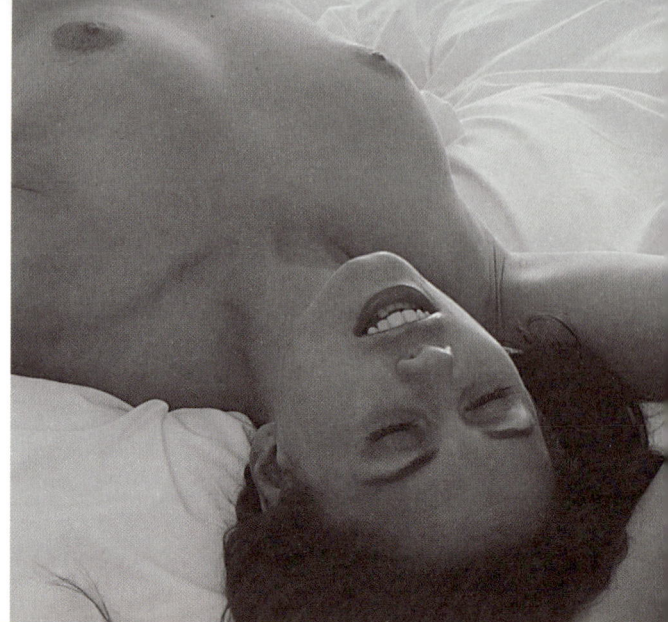

Tantrische Berührung
Die Yoni streicheln

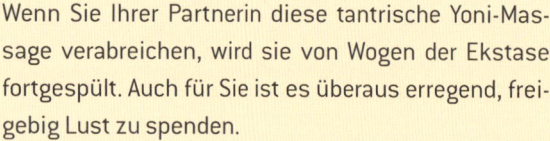

Wenn Sie Ihrer Partnerin diese tantrische Yoni-Massage verabreichen, wird sie von Wogen der Ekstase fortgespült. Auch für Sie ist es überaus erregend, freigebig Lust zu spenden.

Beginnen Sie mit einem Tantra-Ritual: Legen Sie eine Hand auf ihre Yoni und die andere auf ihr Herz. Lassen Sie die Hände ein paar Minuten liegen. Dank des stetigen, sanften Drucks Ihrer Handflächen wird sie sich dieser beiden Körperteile bewusst. Atmen Sie beide in Ihr Herzchakra hinein (siehe Seite 23), und spüren Sie, wie die Liebe Ihren Brustkorb weitet.

DIE YONI ERFORSCHEN

Beginnen Sie damit, ihre Yoni langsam mit den Fingerspitzen zu erforschen. Beim Tantra geht es immer darum, zu erforschen und zu erregen, nicht darum, einen Gipfel zu erstürmen. Nutzen Sie Ihre Finger kreativ. Streicheln, kitzeln, zupfen und zwicken Sie die Labien. Drücken Sie auf den U-Punkt (die empfindliche Stelle rund um die Harnröhrenöffnung). Machen Sie Abstecher zu den Innenseiten der Schenkel oder zum Schamhügel. Zeichnen Sie mit einem Finger ovale Figuren um die Klitoris und den Damm.

Streichen Sie mit der Fingerspitze überaus langsam um die ganze Yoni herum (machen Sie am Scheideneingang eine Pause, um ihre natürliche Feuchtigkeit aufzunehmen und zu verteilen). Berühren Sie die Partnerin ehrfürchtig, und gehen Sie ganz in Ihrer sinnlichen Erkundung auf.

DIE KLITORIS NECKEN

Warten Sie, bis Ihre Partnerin sehr erregt ist, und berühren Sie erst dann ihre Klitoris sanft mit der Fingerspitze. Lassen Sie anschließend die Finger kreisförmig um den Klitorishügel gleiten, kitzeln Sie die Klitoris mit der Fingerspitze, oder nehmen Sie sie zwischen den Zeigefinger und den Mittelfinger, und bewegen Sie dann die Finger hin und her.

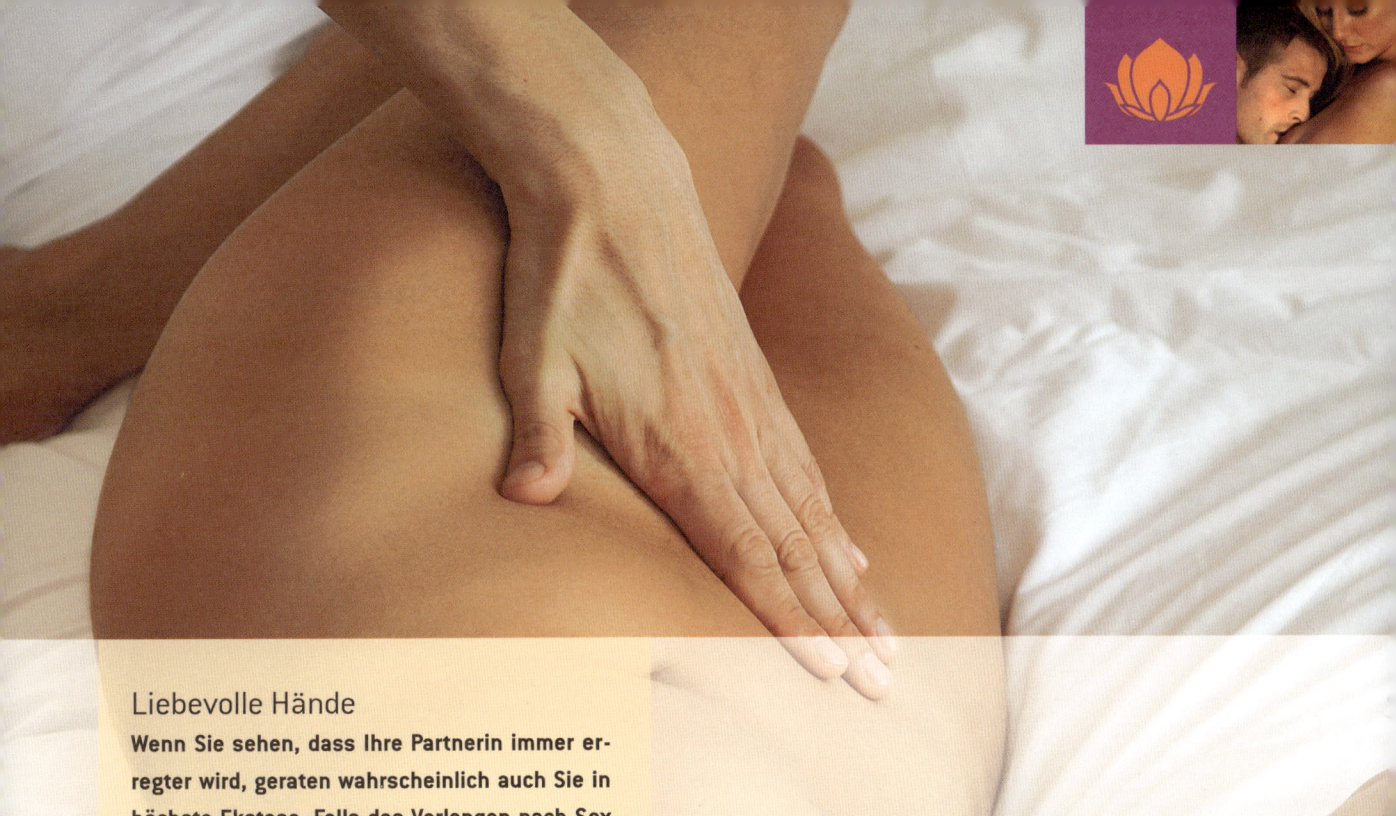

Liebevolle Hände

Wenn Sie sehen, dass Ihre Partnerin immer erregter wird, geraten wahrscheinlich auch Sie in höchste Ekstase. Falls das Verlangen nach Sex und Orgasmus Sie ablenkt, können Sie die heiße, prickelnde sexuelle Energie aus dem erigierten Penis abziehen und in den Brustkorb (den Sitz des Herzchakras) hineinatmen. Visualisieren Sie, wie die Energie bei jedem Atemzug im Körper nach oben steigt.

Stellen Sie sich beim Ausatmen vor, dass Wärme, Leidenschaft und Liebe aus dem Herzchakra (siehe Seite 23) durch die Arme in die Hände fließen. Wenn Sie die Yoni Ihrer Partnerin streicheln, visualisieren Sie erotische Energie, die durch Ihre Fingerspitzen in den Körper der Partnerin strömt. Behalten Sie diese Atemtechnik während der ganzen Massage bei, um sie auf neue Gipfel der erotischen Lust zu führen.

>>Berühren Sie die Partnerin ehrfürchtig, und gehen Sie ganz in Ihrer sinnlichen Erkundung auf.<<

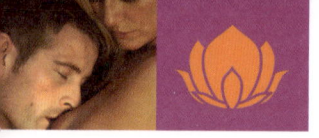

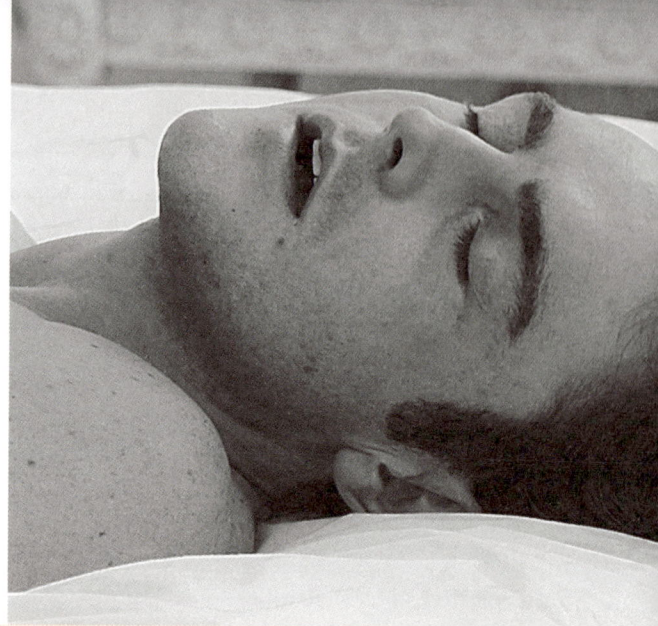

Tantrische Berührung
Den Lingam streicheln

Männer lieben diese Tantra-Massage. Anstelle der raschen Bewegungen, die er normalerweise beim Masturbieren benutzt, gehen Sie hier im Tantra-Stil langsam vor. Sie necken, liebkosen und erforschen seine ganze Genitalregion.

Wenn er bequem auf dem Rücken liegt, legen Sie sanft eine Hand auf seinen Lingam und die andere auf sein Herz. Jetzt sind Sie beide verbunden. Schauen Sie ihn liebevoll an, atmen Sie in Ihr Herzchakra (siehe Seite 23) hinein, und ermutigen Sie ihn, dasselbe zu tun. Entspannen Sie sich, und denken Sie daran, dass der Orgasmus erlaubt, aber nicht das Ziel ist.

AUFWÄRMEN
Ölen Sie die Hände ein, und legen Sie seinen Lingam so hin, dass er zum Kopf zeigt. Massieren Sie ihn Hand über Hand, und ziehen Sie die Eichel in Richtung Nabel. Streichen Sie auch über die Hoden. Nach etwa einer Minute gehen Sie von festen, vorbereitenden Bewegungen zu erotischeren über, indem Sie den Druck schrittweise immer ein wenig verringern, bis Ihre Berührungen nach einigen Minuten federleicht und erotisch aufreizend werden. Atmen Sie beide weiter in Ihr Herzchakra hinein. Wenn er vor Erregung schneller atmet, küssen Sie ihn auf den Mund und atmen dann langsam und tief an seinem Ohr. Nutzen Sie Ihren Atem, um seine Atmung zu beruhigen.

ES WIRD ERNST
Visualisieren Sie liebevolle Energie, die aus Ihrem Herzen in Ihre Fingerspitzen fließt und sie zärtlicher macht. Erforschen Sie mit eingeölten Fingern jeden Zentimeter seines Lingams: die Eichel, die Unterseite, die Wurzel, die ihn mit dem Körper verbindet. Lassen Sie sich davon forttragen. Wenn Sie wollen, können Sie auch mit den Lippen und der Zunge massieren. Probieren Sie alle diese Techniken aus, oder erlauben Sie Ihren Händen, sich spontan zu bewegen. Achten

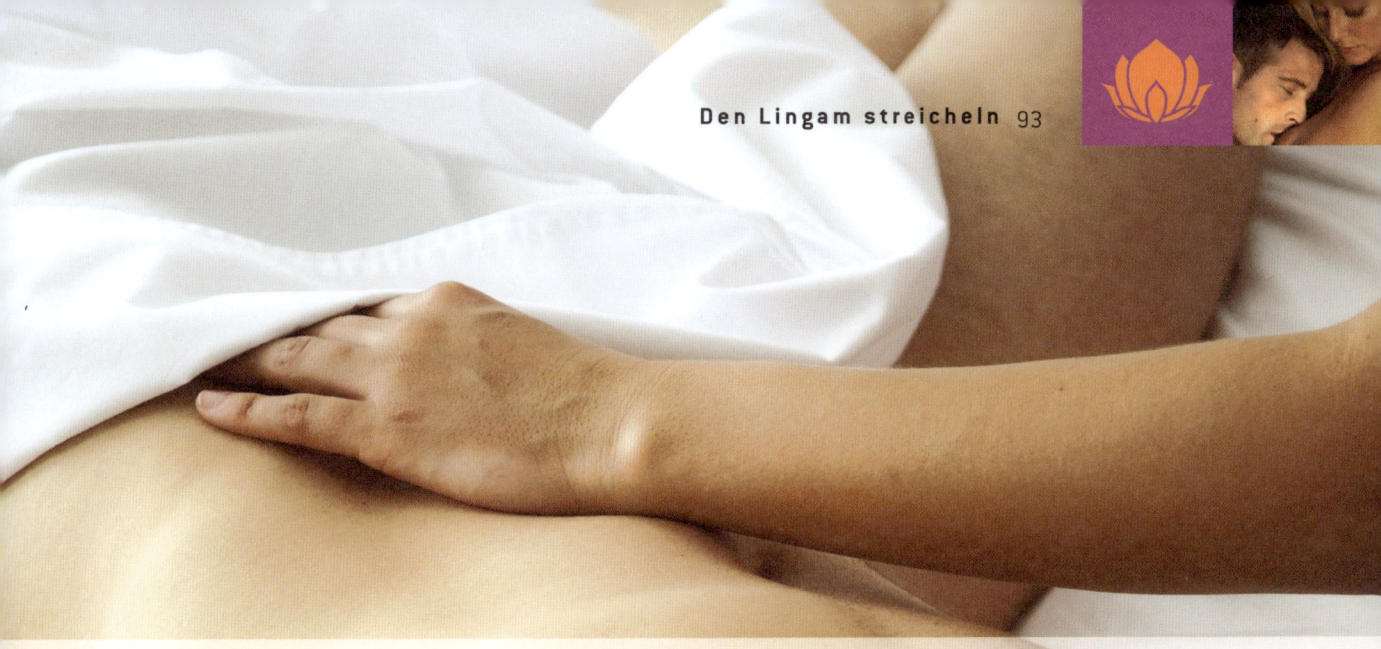

Sie auf die Reaktion Ihres Partners, und richten Sie sich danach.

- Streichen Sie mit den Fingerspitzen über seine Genitalregion: Lingam, Hoden und Damm.
- Verschränken Sie ihre eingeölten Finger so um seinen Penis, dass beide Daumen an der Unterseite aneinander liegen. Jetzt ist der Lingam ganz von Ihren Händen umschlossen, die sich langsam auf und ab bewegen. Drücken Sie mit den Daumenballen auf das Frenulum (Bändchen), wenn sie diese empfindliche Stelle streifen.
- Beschreiben Sie mit den Fingerspitzen kleine Kreise auf seinem Damms. Erforschen Sie den inneren P-Punkt (siehe Seite 104–105). Während Sie auf diesen Punkt drücken, sollte Ihr Partner die Liebesmuskeln kontrahieren und einatmen; wenn Sie den Griff lockern, entspannt er sich und atmet aus.
- Pressen Sie den Penis zwischen Ihren flachen Händen, und reiben Sie ihn langsam.

»Wenn er vor Erregung schneller atmet, küssen Sie ihn auf den Mund und atmen dann langsam und tief an seinem Ohr. Nutzen Sie Ihren Atem, um seine Atmung zu beruhigen.«

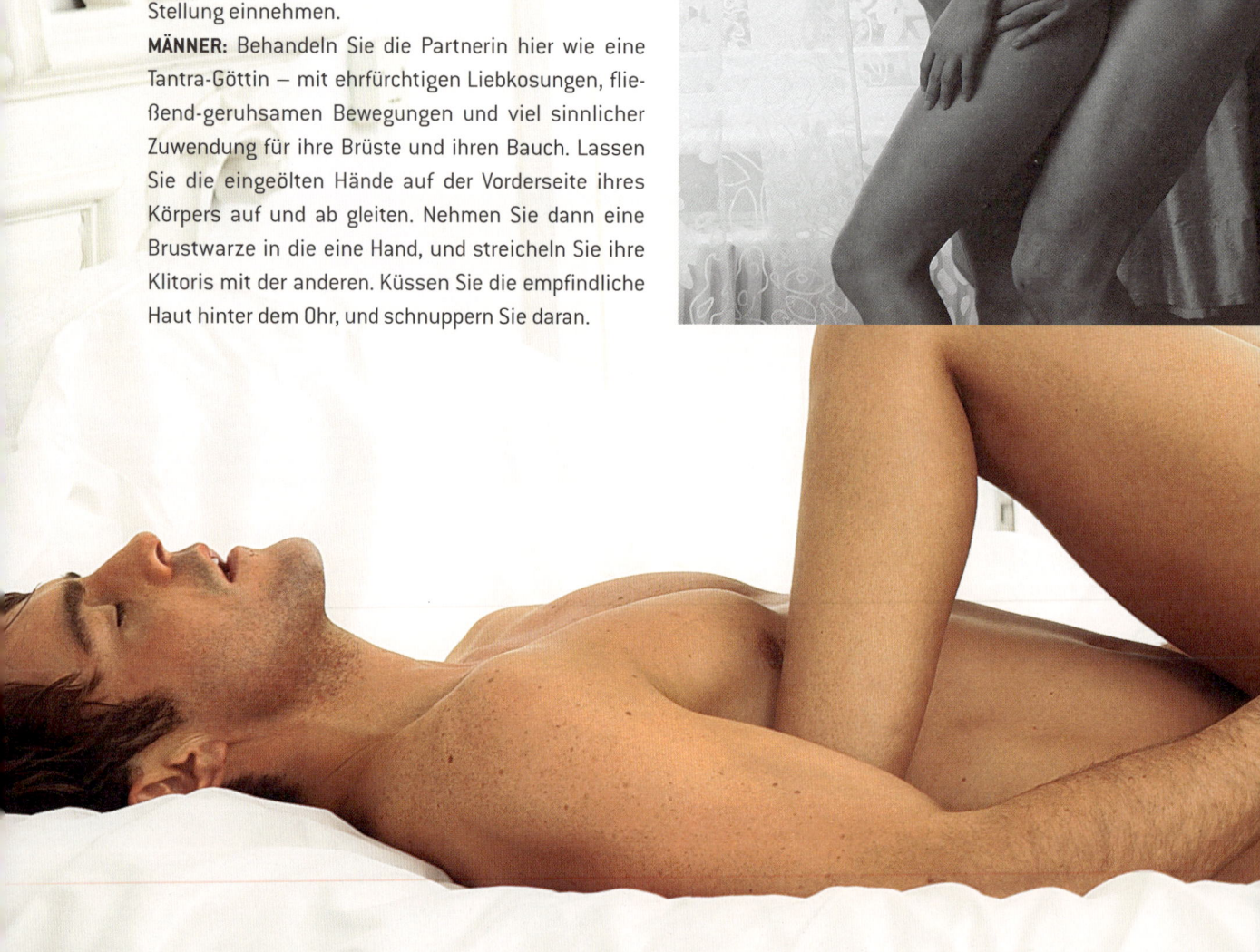

Kauernder Hund

Auch dies ist eine »Hündchenstellung«, doch statt zu knien, steht er leicht gekrümmt hinter ihr. Diese Stellung eignet sich am besten für Partner, die etwa gleich groß sind, und für gut ausgestattete Männer. Wenn es ihm schwerfällt, einzudringen oder in ihr zu bleiben, kann sie sich vorbeugen oder eine einfachere Stellung einnehmen.

MÄNNER: Behandeln Sie die Partnerin hier wie eine Tantra-Göttin – mit ehrfürchtigen Liebkosungen, fließend-geruhsamen Bewegungen und viel sinnlicher Zuwendung für ihre Brüste und ihren Bauch. Lassen Sie die eingeölten Hände auf der Vorderseite ihres Körpers auf und ab gleiten. Nehmen Sie dann eine Brustwarze in die eine Hand, und streicheln Sie ihre Klitoris mit der anderen. Küssen Sie die empfindliche Haut hinter dem Ohr, und schnuppern Sie daran.

Der Pfad

Diese langsame, sinnliche Stellung versetzt Sie in Ekstase, wenn Sie Ihre sexuelle Energie anzapfen. Er liegt auf dem Rücken, sie setzt sich so auf ihn, dass sie ihm zugewandt ist, und legt die Beine neben seine Hüften. Dann lehnt sie sich zurück, stützt sich mit den Händen ab, und lässt sich ganz langsam sinken, bis ihr Kopf zwischen seinen Füßen liegt (sein Lingam nimmt dabei eine ungewohnte Position ein; seien Sie also vorsichtig). Sie kann die Beine strecken oder beugen. Wenn es ihr nicht gelingt, sich ganz zu-

rückzulegen, kann sie sich mit den Ellbogen abstützen – sie sollte es bequem haben.

Sobald Sie die Stellung eingenommen haben, machen Sie die Chakra-Atemübung auf Seite 28–29 und konzentrieren sich auf die prickelnde Energie, die durch den Körper strömt. Verstärken Sie die Wärme und das Prickeln mit der Kraft Ihres Atems. Kontrahieren Sie einige Male die Liebesmuskeln (siehe Seite 62–65), damit die Empfindungen noch intensiver werden.

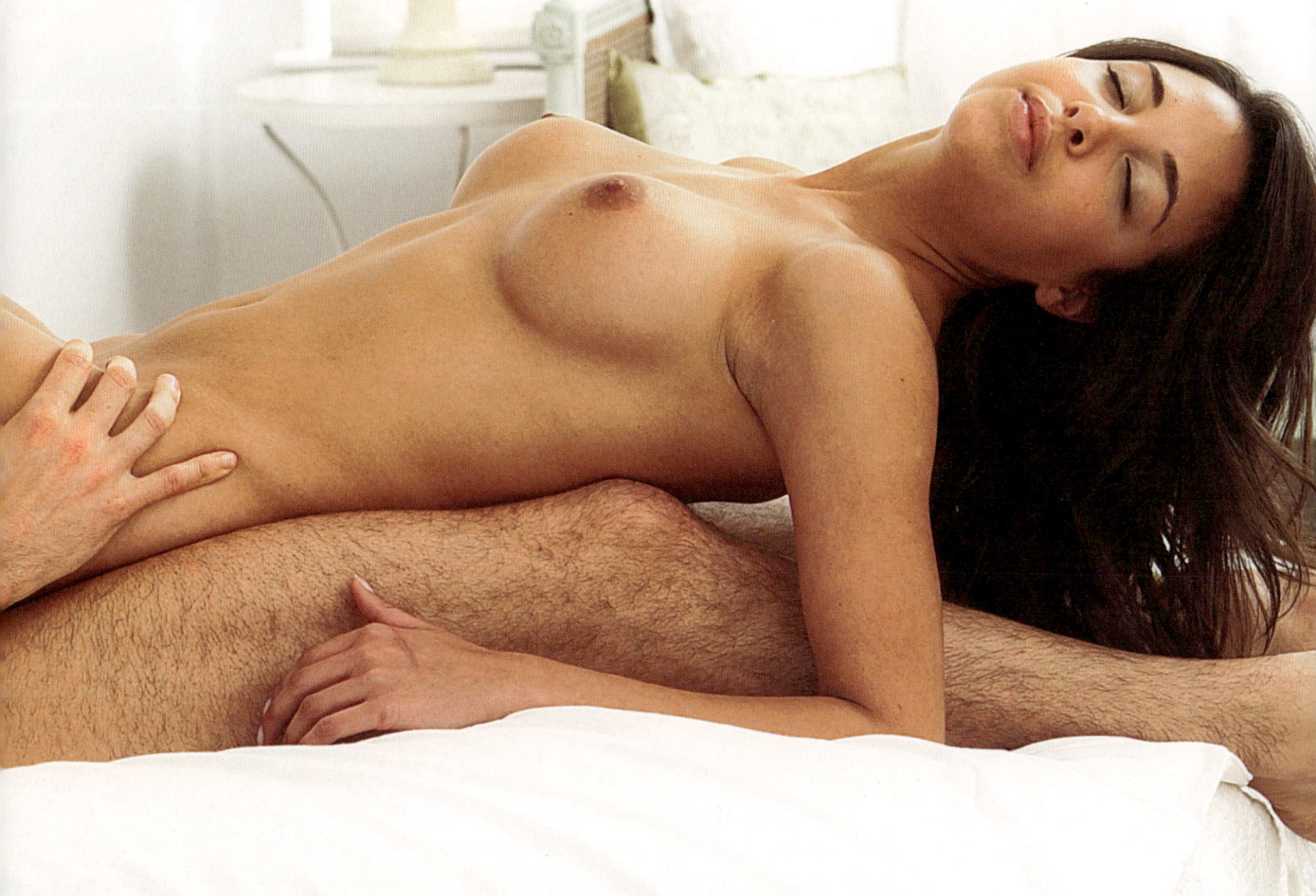

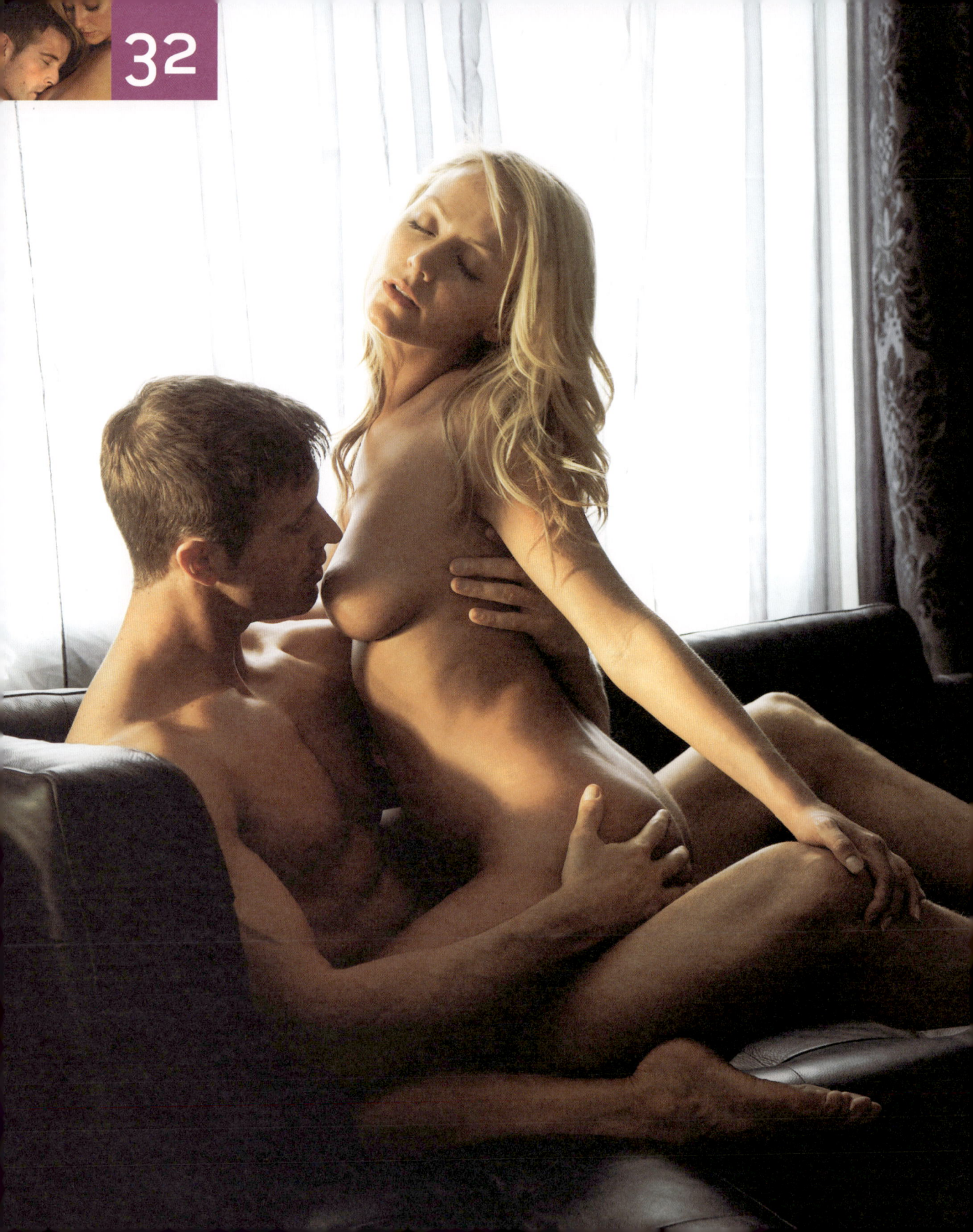

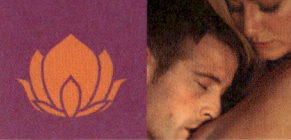

Lotusblüte

Er sitzt oder liegt auf dem Bett, sie setzt sich rittlings auf ihn. Anders als bei ähnlichen Stellungen spielt er hier eine aktive Rolle. Er beugt die Knie so, dass sie sich an seine Schenkel lehnen kann, und sein Oberkörper ist fast aufrecht, damit er sie lecken, küssen, beschnuppern und beknabbern kann. Seine Hände sind frei, so dass er ihre Brüste, ihren Bauch, ihren Po und ihre Schenkel streicheln kann.

FRAUEN: Achten Sie auf die Empfindungen in den Genitalien und im Becken, wenn Sie mit verschiedenen Bewegungen experimentieren. Lehnen Sie sich an seine Schenkel, entspannen Sie sich, und wippen Sie mit den Hüften vor und zurück. Oder hüpfen Sie auf seinem Penis auf und ab. Oder beschränken Sie sich auf innere Bewegungen. Da Ihre Hände frei sind, können Sie Ihre Klitoris stimulieren, wann immer Sie wollen.

MÄNNER: Setzen oder legen Sie sich bequem hin, damit Sie sich darauf konzentrieren können, Lust zu geben und zu empfangen. Öffnen Sie die Augen, und schauen Sie zu, wie Ihre Partnerin sich auf Ihnen bewegt. Genießen Sie den Anblick ihres nackten Körpers, ihrer Brüste und ihres verzückten Gesichts.

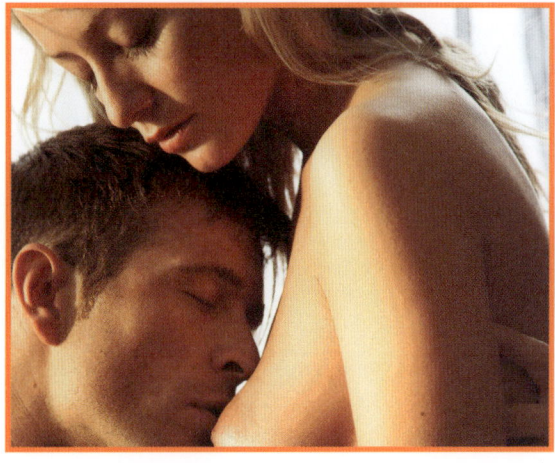

Verehrung der Brust

Die Lotusblüte eignet sich vorzüglich dafür, ihre Brüste zu verehren.

MÄNNER: Beugen Sie sich vor, und nehmen Sie ihre Brustwarzen in den Mund. Lassen Sie Ihre Zunge in kleinen Kreisen auf sie wirbeln. Stöhnen Sie beifällig, sagen sie ihr, wie sehr Sie ihre Brüste bewundern. Nehmen Sie die Brüste in die hohlen Hände, und bedecken Sie sie mit Küssen. Lecken Sie die Brustwarzen ab, und pusten Sie dann sanft darauf.

FRAUEN: Verlagern Sie Ihre Aufmerksamkeit von der Klitoris und der Vagina zu den Brüsten und Brustwarzen. Das Liebeszentrum oder Herzchakra (siehe Seite 23) liegt zwischen den Brüsten. Spüren Sie, wie es Liebe erzeugt und ausstrahlt, während Ihr Partner Sie streichelt, leckt und küsst.

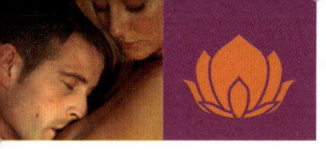

Tantra-Technik
Shivas Tanz

Einer der aufregendsten Aspekte des Tantra ist der innige Kontakt mit dem männlichen und weiblichen Selbst (im Tantra symbolisiert der Hindu-Gott Shiva die männliche Energie und die Göttin Shakti die weibliche Energie). Der Tanz ist eine der wichtigsten Methoden, diesen Kontakt herzustellen. Vor allem Männer finden es befreiend, ganz ohne Leistungsdruck Energien durch Bewegung auszudrücken.

Probieren Sie diesen Shiva-Tanz zuerst alleine aus. Betrachten Sie ihn als Experiment, das es Ihnen erlaubt, ganz aus sich herauszugehen. Später tanzen Sie gemeinsam mit Ihrer Partnerin.

AUFWÄRMEN

Beginnen Sie mit einer Aufwärmübung, bei der Sie den Stress des Alltags hinter sich lassen und sich auf den Augenblick konzentrieren. Schließen Sie die Augen, beugen Sie ein wenig die Knie, halten Sie den Rücken gerade, und entspannen Sie den Bauch und den Po.

Konzentrieren Sie sich auf den Kontakt der Füße mit dem Boden. Fühlen Sie sich in der Erde verwurzelt.

Atmen Sie ein, und visualisieren Sie, dass Ihr Atem aus der Erde fließt – durch die Füße und Beine in den Bauch und hinauf bis zum Scheitel. Bewegen Sie sich, während der Atem nach oben steigt. Schwingen Sie hin und her – tun Sie, was Ihnen natürlich erscheint.

IM TANZ AUFGEHEN

Sobald Sie entspannt und geerdet sind, setzen Sie Ihre Energie im Tanz frei.

Schritt 1 Spielen Sie Musik, die Sie mögen, am besten Musik mit rhythmischem Trommelschlag. Gehen Sie darin auf. Wenn Ihre Partnerin zuschaut, verbeugen Sie sich vor ihr mit einer »Namaste«-Geste (siehe Seite 15), bevor Sie anfangen.

Schritt 2 Schließen Sie die Augen, und konzentrieren Sie sich ganz auf die Musik. Planen Sie Ihre Bewegungen nicht im Voraus – sie sollen sich einfach entladen.

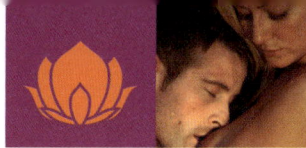

Wenn Ihnen sonst nichts einfällt, gehen Sie ein wenig in die Knie und lassen langsam die Hüften kreisen, als wollten Sie die Innenseite eines Zylinders polieren. Sobald Ihr Körper auf die Musik reagiert, lassen Sie sich gehen.

Schritt 3 Suchen Sie Ihre männliche Kraft, und drücken Sie sie durch Bewegungen aus: Stampfen Sie mit den Füßen, hüpfen Sie, boxen Sie in die Luft, schütteln Sie die Arme und den Körper. Lassen Sie Ihren animalischen Instinkten freien Lauf. Machen Sie Lärm, oder schreien Sie, wenn Ihnen danach ist. Bewegen Sie sich wie ein Krieger, oder seien Sie Shiva, der Gott der Schöpfung. Und vor allem: Versuchen Sie nicht, sich zu beherrschen oder zu mäßigen. Es geht ja gerade darum, rohe männliche Energie aufzuspüren und Ihr wildestes Selbst zu enthüllen. Wenn Ihre Partnerin zuschaut, blicken Sie ihr beim Tanzen in die Augen. Saugen Sie sie mit Ihren Blicken ein, aber versuchen Sie nicht, sie zu beeindrucken. Tanzen Sie voller Hingabe.

Tanz eines Liebespaares

Laden Sie Ihre Partnerin zum Tanz.

- Übernehmen Sie abwechselnd die Führung. Bewegen Sie sich synchron, und behalten Sie den Blickkontakt bei. Achten Sie beim Tanzen auf Ihre männliche und weibliche Energie und deren Zusammenspiel.

- Drücken Sie mit Ihren Bewegungen eine gewisse Wildheit aus, zum Beispiel indem Sie sich von Kopf bis Fuß winden oder in die Luft springen und schreien. Lassen Sie sich vom Tanz und von den Tönen in eine Art Trance versetzen, in der Sie ganz im Augenblick aufgehen.

- Wenn Sie »ausgetanzt« haben, umarmen Sie einander, synchronisieren die Atmung und kehren langsam in die Wirklichkeit zurück.

- Yab Yum (siehe Seite 131–132) und der Stern (siehe Seite 144–145) helfen Ihnen ebenfalls, wieder »auf den Boden« zurückzukehren.

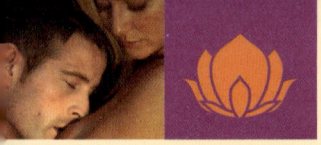

Tantra-Technik
Shaktis Tanz

Finden Sie Ihre innere Göttin durch Tanzen. Dann können Sie Ihre erotische weibliche Kraft besser nutzen und Ihren Partner fesseln und verführen.

Wie so oft im Tantra ist die Technik hier weniger wichtig als die Einstellung. Der Geist, in dem Sie tanzen, versetzt Sie in einen höheren, sinnlichen Zustand und verzaubert Ihren Partner.

Sie brauchen sich keine bestimmten Schritte oder Bewegungen zu merken. Finden Sie Ihren Rhythmus. Vertrauen Sie darauf, dass Ihr Körper sich von selbst so bewegt, wie es ihm gefällt. Und machen Sie sich keine Sorgen darüber, was Ihr Partner denkt – sobald die Sexgöttin erscheint, kann er sich ihrem Charme nicht entziehen. Natürlich können Sie den Shakti-Tanz auch allein üben.

AUFWÄRMEN

Es ist schwierig, aus dem Stand in Ekstase zu geraten. Deshalb sollten Sie sich vorher aufwärmen. Ziehen Sie sich in Ihr erotisches Heiligtum zurück, und nehmen Sie sich Zeit, die Gedanken zu stillen und sich auf Ihren Körper zu konzentrieren. Dabei helfen Ihnen der Feueratem (siehe Seite 82–83) oder das Kundalini-Schütteln (siehe Seite 84–85).

IM TANZ AUFGEHEN

Schritt 1 Sie können Ihren Tanz mit einem »Namaste«-Ritual (siehe Seite 15) mit Ihrem Partner beginnen oder einfach im Stehen die Knie beugen und die Hüften zu rhythmisch, erotischer Musik bewegen.

Schritt 2 Bewegen Sie die Füße erst, wenn Sie Ihren Rhythmus gefunden haben. Konzentrieren Sie sich auf den Bauch und auf die Hüften. Atmen Sie in diese Körperteile hinein, und lassen Sie alle Bewegungen von dort ausgehen. Bewegen Sie die Hüften in langsamen Kreisen und in Form einer Acht.

Schritt 3 Sobald die Musik in Ihnen widerhallt, beginnen Sie auch mit anderen Körperteilen zu kreisen: mit

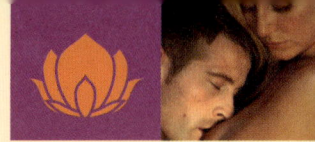

dem Kopf, den Schultern und den Armen. Stellen Sie sich vor, dass Sie ganz in weiche Blasen eingehüllt sind, und zeichnen Sie darin mit den Händen wellenförmige Formen. Stellen Sie sich vor, alles sei flüssig, auch Sie. Denken Sie daran, dass Ihr Partner zusieht, aber tanzen Sie nicht für ihn, sondern für sich selbst.

Schritt 4 Sobald Sie sich in der Musik entspannt haben, bewegen Sie sich ganz nach Belieben. Wenn Sie wollen, können Sie unverhohlen sexy tanzen. Tanzen Sie durchs Zimmer, und nutzen Sie so viel Raum, wie Sie wollen. Behalten Sie den Blickkontakt mit dem Partner bei. Schenken Sie ihm Ihren unbefangenen Tanz, aber versuchen Sie nicht, ihm zu gefallen, sondern erfreuen Sie sich selbst.

Wenn Sie irgendwann aus dem Rhythmus geraten, schließen Sie die Augen, legen die Hände auf den Bauch und tanzen im Kreis, bis Sie wieder in den Bann der Musik geraten. Tanzen Sie mit Ihrem Partner, wenn Sie wollen (siehe Seite 99).

»Machen Sie sich keine Sorgen darüber, was Ihr Partner denkt – sobald die Sexgöttin erscheint, kann er sich ihrem Charme nicht entziehen.«

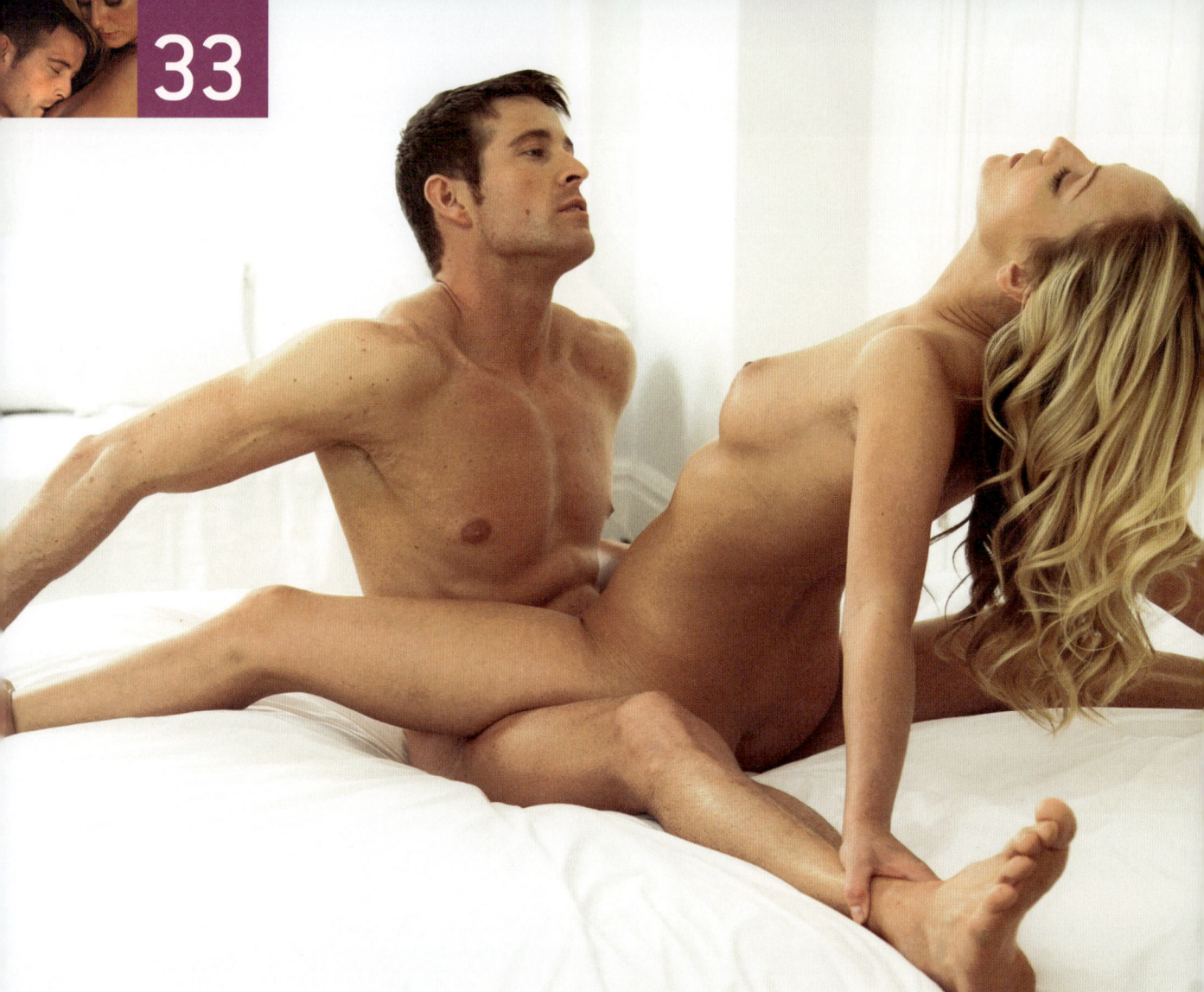

33

Knöchelumarmung

Obwohl die Liebenden einander in dieser sehr erotischen Stellung nicht umarmen, sind sie in Ekstase
vereint. Er streckt die Beine nach vorne, und sie setzt
sich auf seinen Schoß, beugt sich zurück und hält
sich an seinen Knöcheln fest. Auch sie streckt die
Beine, und er umklammert ihre Knöchel.

Beginnen Sie den tantrischen Liebesakt mit einigen stillen Augenblicken, in denen Sie sich beide
auf die Atmung konzentrieren. Machen Sie eine Atem-
übung, mit der Sie vertraut sind. Auch einfache Tief-

atmung ist geeignet. Wandern Sie in verschiedene
Welten, aber vereinigen Sie sich dann durch den Blick
in die Seele (siehe Seite 118). Wenn Ihre Erregung
abnimmt, laden Sie Ihre sexuellen Batterien wieder
auf, indem Sie sich aneinander schmiegen. Da die
Knöchelumklammerung Sie beide in einer Stellung
festhält, müssen Sie kreativ sein, wenn Sie sich bewegen wollen. Sie können sich winden, schlängeln
und schütteln. Auch starke Kontraktionen der Liebesmuskeln (siehe Seite 62–65) wirken stimulierend.

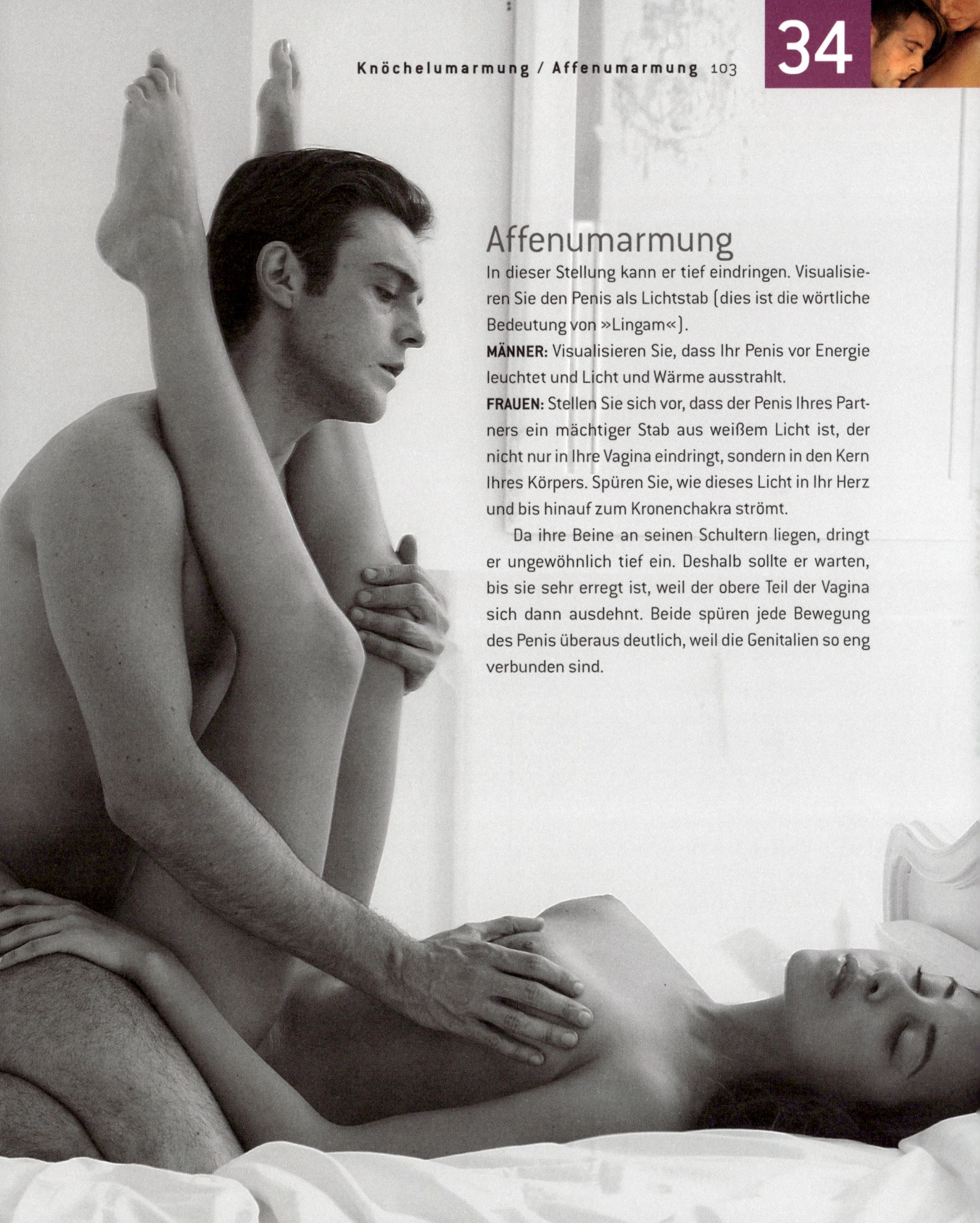

34

Affenumarmung

In dieser Stellung kann er tief eindringen. Visualisieren Sie den Penis als Lichtstab (dies ist die wörtliche Bedeutung von »Lingam«).

MÄNNER: Visualisieren Sie, dass Ihr Penis vor Energie leuchtet und Licht und Wärme ausstrahlt.

FRAUEN: Stellen Sie sich vor, dass der Penis Ihres Partners ein mächtiger Stab aus weißem Licht ist, der nicht nur in Ihre Vagina eindringt, sondern in den Kern Ihres Körpers. Spüren Sie, wie dieses Licht in Ihr Herz und bis hinauf zum Kronenchakra strömt.

Da ihre Beine an seinen Schultern liegen, dringt er ungewöhnlich tief ein. Deshalb sollte er warten, bis sie sehr erregt ist, weil der obere Teil der Vagina sich dann ausdehnt. Beide spüren jede Bewegung des Penis überaus deutlich, weil die Genitalien so eng verbunden sind.

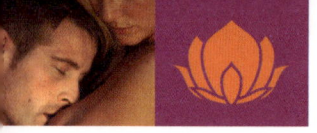

Tantrische Berührung
Der heilige Punkt

Wenn Sie seinen heiligen Punkt massieren, kann er beim Liebesakt und beim Masturbieren neue Gipfel der Lust erreichen. Als heiligen Punkt bezeichnet man im Tantra den Prostata- oder P-Punkt, der auch »männlicher G-Punkt« genannt wird. Die Prostata befindet sich unter der Blase und umgibt die Harnröhre.

Da der heilige Punkt im Körper liegt, können Sie ihn nicht direkt berühren; aber Sie können ihn innerlich und äußerlich stimulieren. Achten Sie auf kurze Fingernägel, und erforschen Sie diese Stelle nur mit sauberen Händen, die Sie mit Massageöl oder Gleitcreme eingerieben haben.

ÄUSSERE LUST
Schritt 1 Streicheln Sie seinen Penis und seine Hoden, und lassen Sie die Finger dann zum Damm gleiten. Erkunden Sie den Damm, und üben Sie dabei Druck mit den Fingerspitzen aus. Der Partner sollte sich melden, wenn Sie eine sensible Stelle erreichen, etwa in der Mitte zwischen den Hoden und dem After. Konzentrieren Sie sich dann auf diesen Punkt, und drücken Sie die Spitzen des Zeige- und Mittelfingers ziemlich kräftig nach oben. Denken Sie daran, dass Sie eine Drüse stimulieren wollen, die innerhalb des Körpers liegt, nicht nur den Damm.

Schritt 2 Stimulieren Sie seinen Penis (falls er nicht masturbieren will), während Sie auf den heiligen Punkt drücken. Diese Kombination sollte ihm einen intensiven Orgasmus verschaffen. Wenn er will, kann er den Höhepunkt verzögern oder vermeiden und die sexuelle Energie zum Herzen leiten (siehe Seite 76).

INNERE LUST
Dies ist die intimere Alternative, und sie beide sollten sich dabei wohlfühlen. Er muss entspannt sein und Ihnen vertrauen.

Die Berührung des heiligen Punktes durch die Darmwand ist direkter und löst stärkere Empfindun-

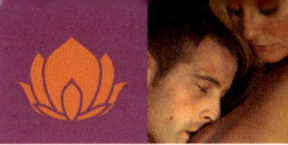

gen aus als die Massage des Damms. Wie bei jedem Eindringen brauchen Sie reichlich Gleitmittel, um keine unangenehme Reibung zu erzeugen. Tragen Sie die Creme auf die Finger und um den After herum auf.

Schritt 1 Führen Sie den Mittelfinger behutsam in seinen After ein, und warten Sie, bis er seine Muskeln bewusst entspannt. Er sollte tief in den Damm und in die Genitalien hinein atmen.

Schritt 2 Wenn er bereit ist, schieben Sie den Finger tiefer hinein und erforschen die vordere Wand seines Enddarmes. Tasten Sie nach einer Stelle, die erhöht ist oder sich anders anfühlt als die Umgebung.

Schritt 3 Sobald Sie den richtigen Punkt gefunden haben, drücken Sie mit der Fingerspitze kräftig darauf. Sie können auch rhythmisch pressen oder die Stelle reiben – fragen Sie ihn, was er vorzieht. Stimulieren Sie gleichzeitig den Penis, um ihm einen explosiven Orgasmus oder einen inneren Herz-Orgasmus zu verschaffen (siehe Seite 76).

Warum das gut für ihn ist

Abgesehen von der intensiven sexuellen Lust gibt es weitere gute Gründe, den heiligen Punkt zu massieren:

- **Er lernt eine neue, innere Art von Lust kennen, und er lernt, Lust zu empfangen.**

- **Er kann Lust und Orgasmen nicht nur im Penis, sondern auch in einem anderen Körperteil empfinden.**

- **Emotionale Verspannungen oder Traumen werden im Körper gespeichert, auch in den Genitalien und im After. Wenn Sie den heiligen Punkt Ihres Partners im Geiste der Liebe und der Heilung massieren, helfen Sie ihm, einige dieser Verspannungen und Traumen aufzulösen.**

- **Mit Ihrem Finger in seinem Enddarm kann er sich besser entspannen. (Männer spannen den After und die Pobacken beim Sex oft an. Dadurch entgehen ihnen subtile Empfindungen.)**

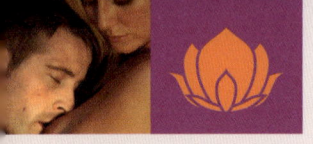

Tantrische Berührung
Der Punkt der Göttin

Diese Tantra-Massage hilft Ihrer Partnerin, das Lustpotenzial ihres Göttinnen-Punktes (auch G-Punkt genannt) zu erschließen. Außerdem kann sie implosive Ganzkörperorgasmen auslösen.

DER RICHTIGE PUNKT

Schritt 1 Sie legt sich aufs Bett und schiebt ein Kissen unter den Po, um ihr Becken anzuheben. So können Sie ihren Göttinnen-Punkt leicht und präzise erreichen. Beginnen Sie mit einer Yoni-Massage (siehe Seite 90), damit sie sich entspannt und in Stimmung kommt. Sobald sie erregt ist, schieben Sie einen oder zwei Finger so in ihre Vagina, dass die Spitzen die vordere Wand (an der Bauchseite) berühren. Vielleicht müssen Sie die Finger ein wenig beugen.

Schritt 2 Betasten Sie die Scheidenwand, bis Sie eine Stelle finden, die sich anders anfühlt als die Umgebung – sie kann erhöht oder rau sein und eine runde oder ovale Form haben. Genau genommen liegt diese Stelle vor dem Göttinnen-Punkt, dem schwammigen Gewebe, das die Harnröhre umgibt.

Schritt 3 Drücken Sie sanft mit den Fingerspitzen auf diesen Punkt. Steigern Sie den Druck langsam, und fragen Sie die Partnerin, was sich gut anfühlt. Es kann sein, dass sie sich unwohl fühlt oder Harndrang verspürt; aber das geht meist vorbei, und sie wird mit überaus lustvollen Empfindungen belohnt. Ermutigen Sie die Partnerin, sich auf die Atmung zu konzentrieren. Schauen Sie ihr in die Augen, und atmen Sie synchron mit ihr.

Schritt 4 Experimentieren Sie mit verschiedenen Berührungen, zum Beispiel tiefem, statischem Druck, Kreisen oder Streicheln. Achten Sie darauf, wie sie reagiert, um herauszufinden, was ihr gefällt. Streicheln Sie dann gleichzeitig die Klitoris. Wenn es schwierig ist, die Hände im richtigen Winkel zu halten, kann sie sich selbst befriedigen, während Sie sich auf den Göttinnen-Punkt konzentrieren.

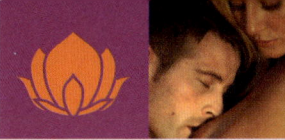

DER G-PUNKT ALS LUSTZENTRUM

Vielleicht brauchen Sie Übung, um auf die Massage des Göttinnen-Punktes anzusprechen. Wenn sie Ihnen fremd ist, dürfen Sie nicht damit rechnen, dass sie sofort Lust auslöst wie die Stimulation der Klitoris. Es kann einige Zeit dauern, bis sie diese neuen Empfindungen in Ihr erotisches Repertoire aufgenommen haben und sich ihnen ganz hingeben können.

Möglicherweise hilft es, wenn Sie sich den Klitorisorgasmus als plötzliche, direkte Lustexplosion vorstellen und den vaginalen oder G-Punkt-Orgasmus als langsame, subtile Implosion. Denken Sie an das Wort »Hingabe«, wenn Ihr Partner Ihren Göttinnen-Punkt berührt. Sprechen Sie es stumm. Konzentrieren Sie sich auf die Berührung und den Blick des Partners und auf die Gefühle im G-Punkt und im ganzen Körper. Wenn Sie sich Ihrer Lust öffnen, können Sie sexuelle Energie vom G-Punkt in alle Körperteile leiten und einen Ganzkörperorgasmus auslösen.

Lingam trifft Göttin

Wenn Sie Ihren Göttinnen-Punkt mit den Händen entdeckt haben, finden Sie ihn wahrscheinlich auch beim Sex mit der Spitze des Penis.

- **Der Lingam trifft den G-Punkt nicht so präzise wie die Finger, aber für sie ist es emotional befriedigend, wenn er in sie eindringt.**
- **Zielen Sie mit dem Penis auf die Vorderwand der Vagina, und bleiben Sie im ersten Drittel. (Wenn Sie bis zum Gebärmutterhals vordringen, verfehlen Sie den G-Punkt bei weitem.)**
- **Die besten Stellungen sind jene, bei denen Sie von hinten eindringen. Sie kann sich nach vorne beugen, auf dem Bauch liegen oder sich auf der Seite liegend zusammenkauern.**

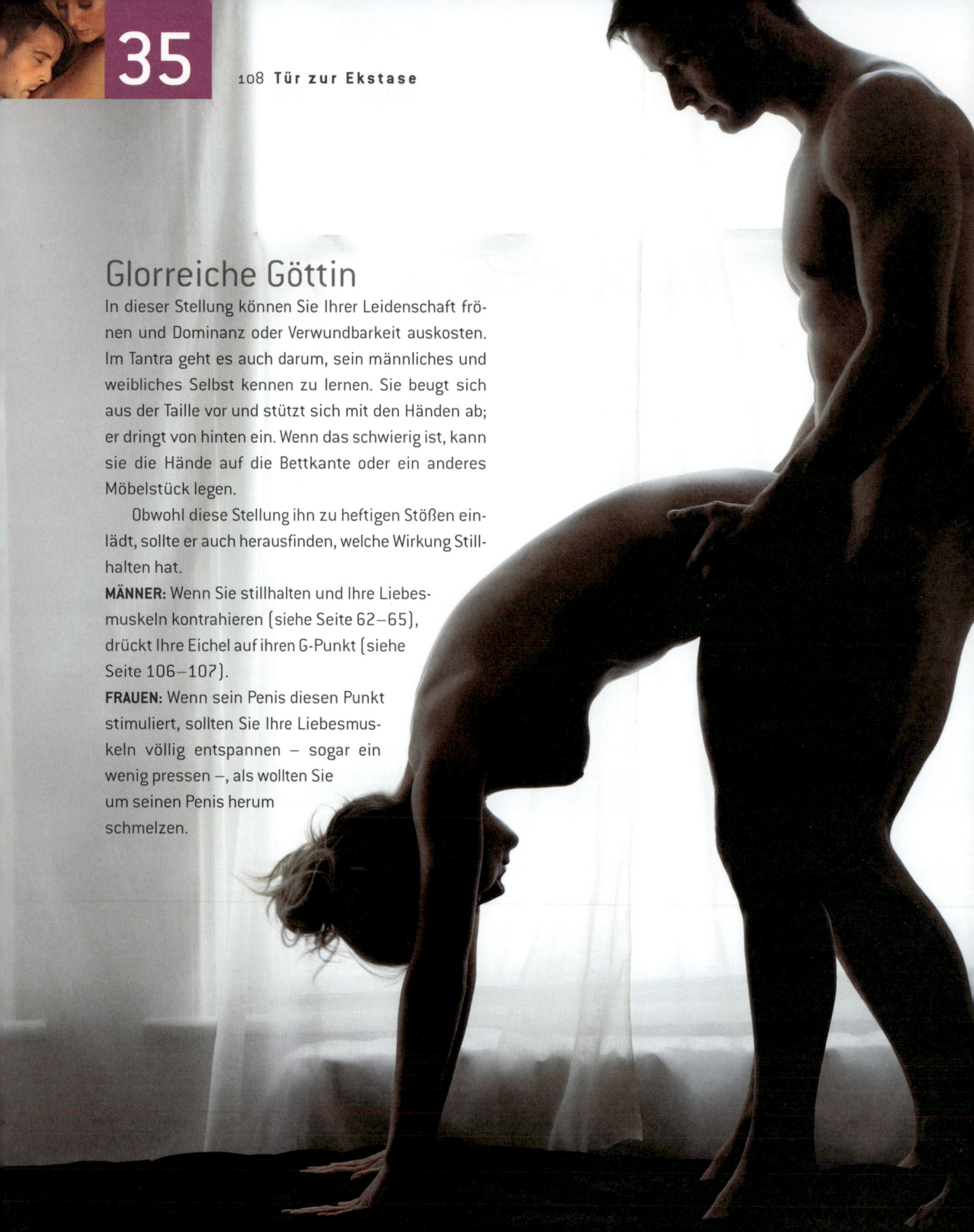

Glorreiche Göttin

In dieser Stellung können Sie Ihrer Leidenschaft frönen und Dominanz oder Verwundbarkeit auskosten. Im Tantra geht es auch darum, sein männliches und weibliches Selbst kennen zu lernen. Sie beugt sich aus der Taille vor und stützt sich mit den Händen ab; er dringt von hinten ein. Wenn das schwierig ist, kann sie die Hände auf die Bettkante oder ein anderes Möbelstück legen.

Obwohl diese Stellung ihn zu heftigen Stößen einlädt, sollte er auch herausfinden, welche Wirkung Stillhalten hat.

MÄNNER: Wenn Sie stillhalten und Ihre Liebesmuskeln kontrahieren (siehe Seite 62–65), drückt Ihre Eichel auf ihren G-Punkt (siehe Seite 106–107).

FRAUEN: Wenn sein Penis diesen Punkt stimuliert, sollten Sie Ihre Liebesmuskeln völlig entspannen – sogar ein wenig pressen –, als wollten Sie um seinen Penis herum schmelzen.

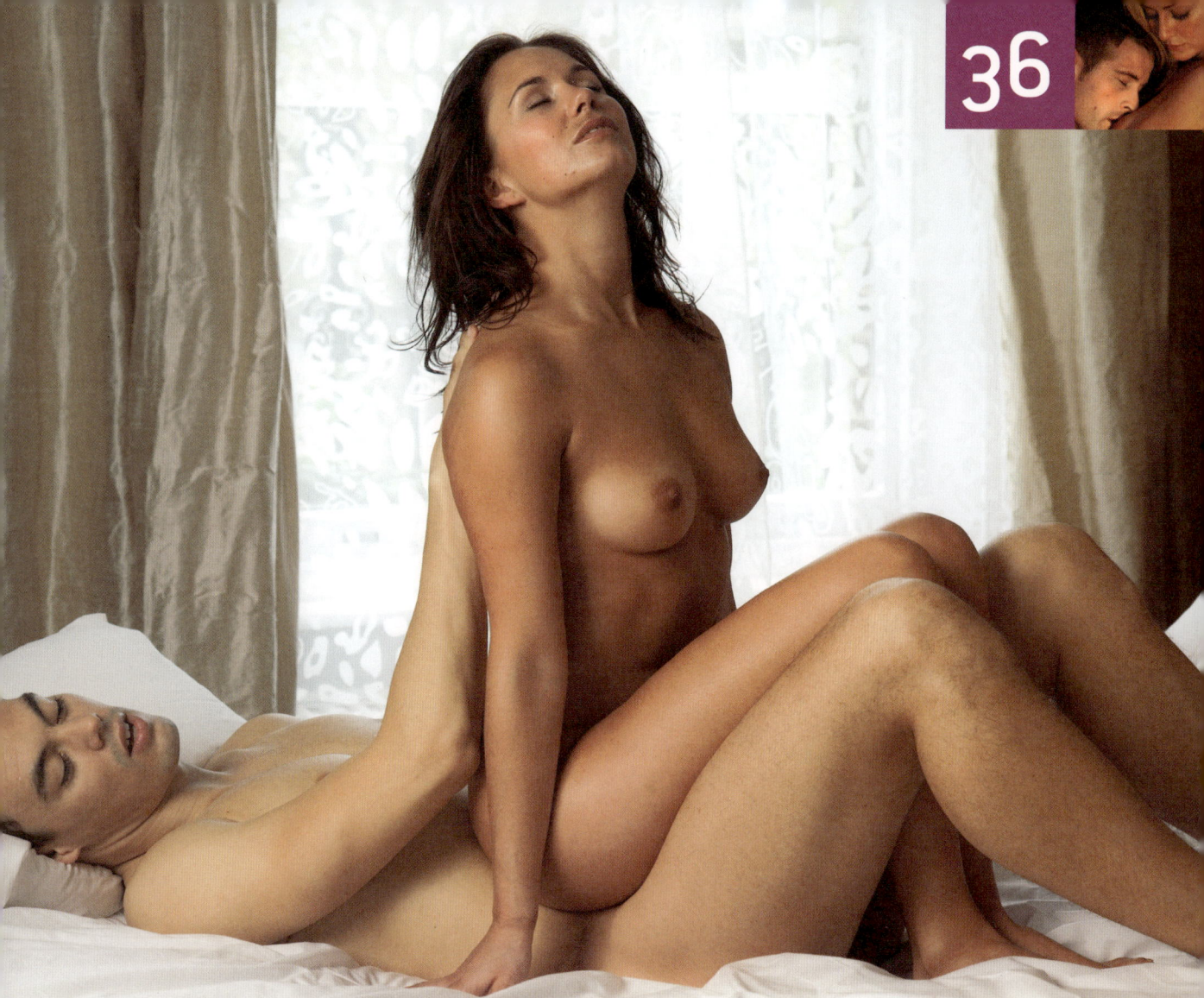

Schenkelgriff

Da Sie einander nicht zugewandt sind, sollten Sie die »Geheimsprache« benutzen, also Ihre Liebesmuskeln (siehe Seite 64–65). So bleiben Sie erregt und in Kontakt miteinander. Sie setzt sich auf ihn und wendet ihm den Rücken zu. Er beugt die Knie und nimmt sie zwischen die Oberschenkel.

FRAUEN: Sitzen Sie aufrecht. Schließen Sie die Augen, und konzentrieren Sie sich auf die Ebbe und Flut Ihrer Atmung. Schicken Sie Ihre langen, tiefen Atemzüge

hinunter zu den Genitalien. Atmen Sie hörbar (als wollten Sie ein Fenster anhauchen). Auf dieses Geräusch können Sie sich konzentrieren. Dann wird der Sex zu einer liebevollen und achtsamen tantrischen Meditation.

MÄNNER: Atmen Sie synchron mit ihr, und streichen Sie mit den Händen zärtlich auf ihrer Wirbelsäule nach oben, wenn sie ausatmet, und nach unten, wenn sie einatmet.

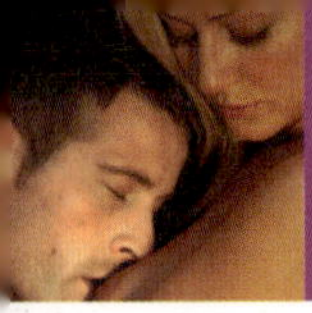

Umarmung im Sitzen

Er nimmt in einem Sessel Platz, sie setzt sich auf ihn. In dieser sinnlichen Stellung kann er tief von hinten eindringen, und beide haben die Hände frei und können einander streicheln. Die Umarmung im Sitzen lädt dazu ein, den G-Punkt und die Klitoris gleichzeitig zu stimulieren. Sie sucht den besten Winkel für seinen Lingam, damit er ihren Göttinnen-Punkt trifft und sie ihre Klitoris stimulieren kann, so wie sie es mag. Er kann mit den Händen über ihre Seiten streichen, ihre Brüste liebkosen und sie an der Taille festhalten und eng zu sich heranziehen.

Obwohl Sie einander nicht ansehen können, sollten Sie auch andere Tantra- oder Yoga-Techniken probieren, wie den Feueratem (siehe Seite 82–83).

Kauernde Shakti

Er kniet, sie geht tief in die Hocke, stellt die Füße an seine Seiten und senkt sich auf seinen Lingam. Die Oberkörper (und die Chakren) der beiden Partner liegen aneinander.

Dies ist eine kraftvolle und dynamische Stellung. Je nachdem, wie stark ihre Schenkelmuskeln sind, kann sie sich auf seinem Lingam auf und ab bewegen, anstatt nur mit dem Becken zu schaukeln. Betrachten Sie die kauernde Shakti als Teil einer Sequenz (sie kann sich zum Beispiel nach hinten sinken lassen, und er kann sich auf sie legen). Planen Sie Ihre Bewegungen nicht, geben Sie keine Instruktionen, stellen Sie keine Forderungen – vertrauen Sie Ihren Impulsen, damit aus dem Sex ein spontaner, fließender Tanz wird. Sobald Sie im Rhythmus sind, wissen Sie kaum noch, wer eine Bewegung einleitet und wer folgt.

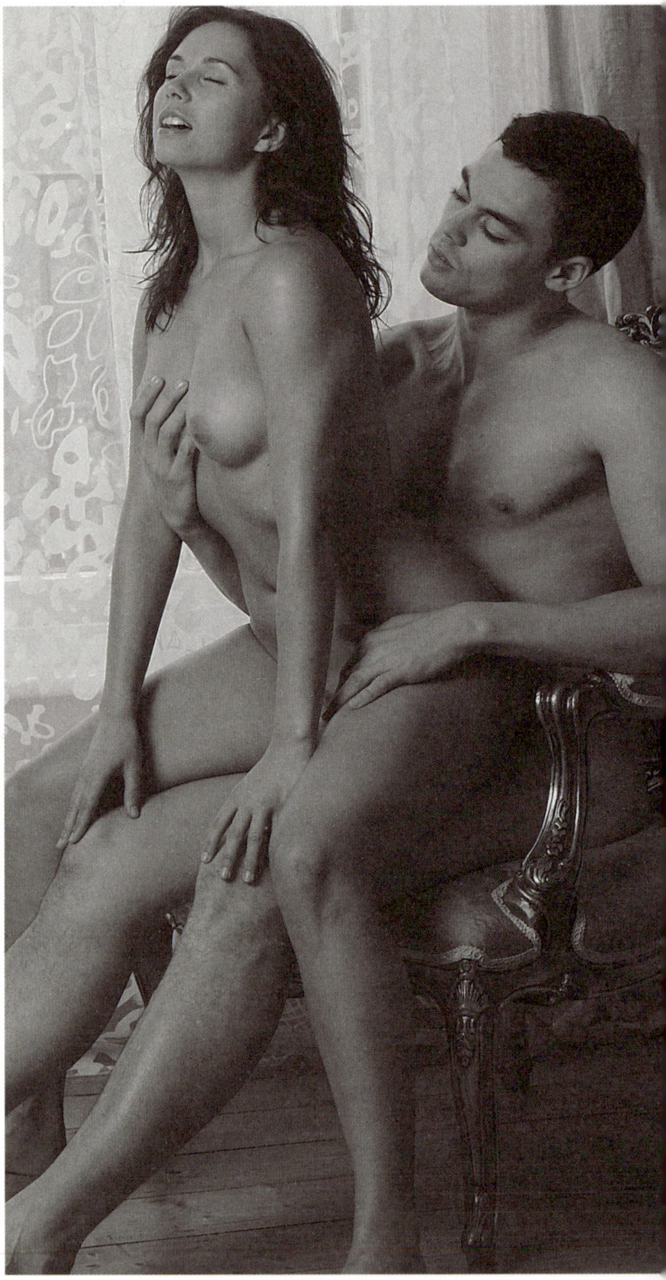

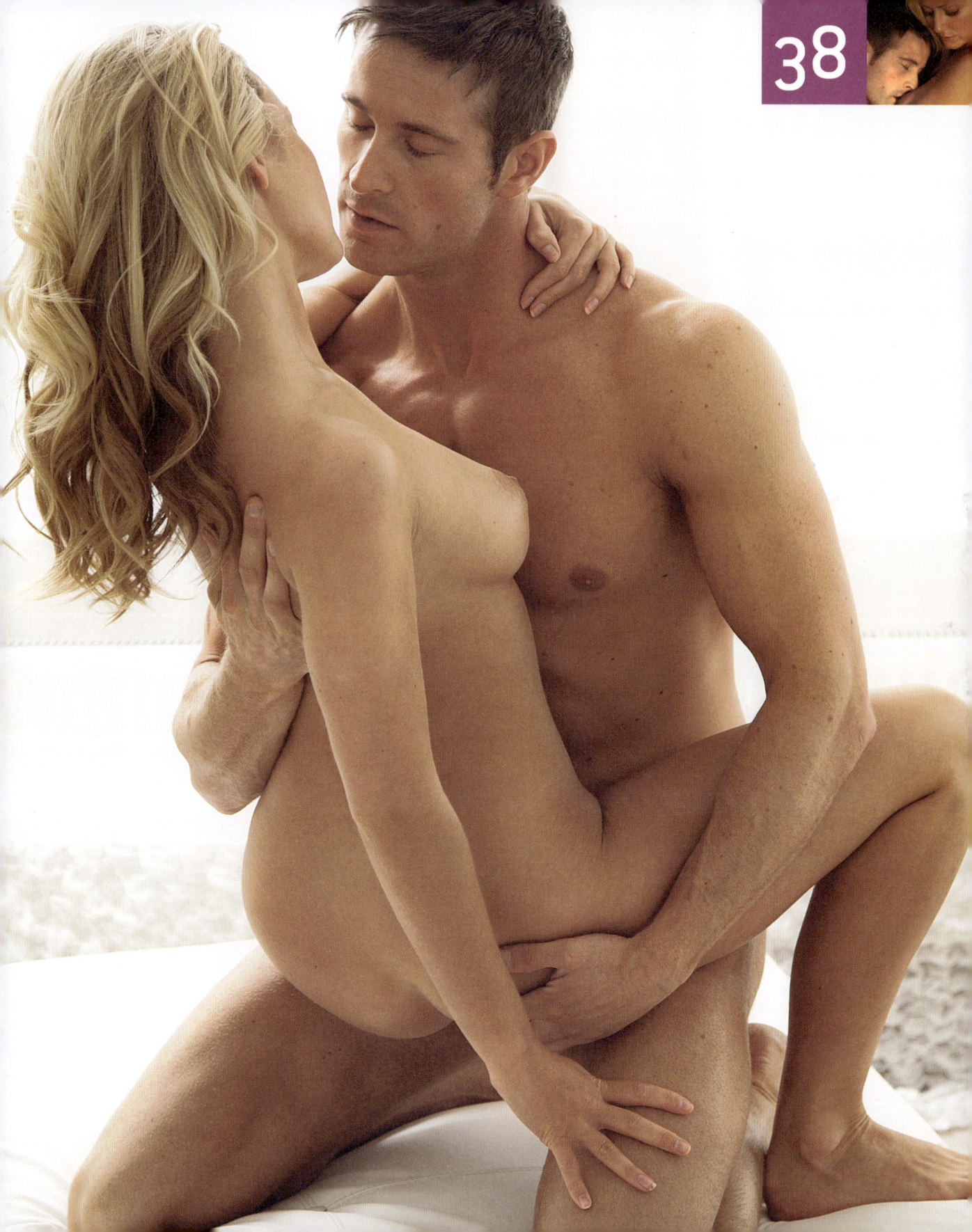

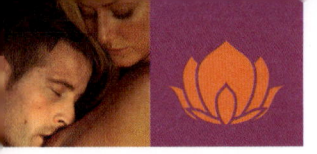

Tantra-Technik
Ejakulation der Frau

Beim Tantra gibt es keine Ziele. Aber die Ejakulation der Frau kann eine angenehme Nebenwirkung einer Stimulation des Göttinnen-Punktes sein (siehe Seite 106–107). Diese Ejakulation ist keine neue Entdeckung. Sie wird in alten erotischen Texten sogar häufig erwähnt. Im *Koka Shastra* aus dem 12. Jahrhundert heißt sie beispielsweise *visrsti:* »Auf dem Gipfel haben sie [die Frauen] einen Ausfluss wie ein Mann, und dann sind sie fast von Sinnen vor Lust.«

Manche Frauen ejakulieren nicht (zumindest nicht sichtbar). Andere erzeugen eine Flüssigkeit, die nach dem Sex als feuchter Fleck erscheint. Wieder andere stoßen eine Menge Flüssigkeit aus. Heute nimmt man an, dass diese Flüssigkeit aus der Harnröhre stammt und dem Prostatasekret ähnelt.

DIE MASSAGE

Die folgende Anleitung hilft Ihrer Partnerin zu ejakulieren. Doch wie immer im Tantra sollten Sie die Reise genießen, anstatt ein Ziel anzustreben. Freuen Sie sich, wenn Sie ihr eine G-Punkt-Massage verabreichen, die ihren Körper zum Schmelzen bringt.

Schritt 1 Finden Sie ihren G-Punkt an der Vorderwand der Vagina. Bevor Sie beginnen, sollte die Partnerin sehr erregt sein; dann reagiert sie viel empfindlicher auf die Berührung.

Schritt 2 Widmen Sie ihrem G-Punkt nun Ihre ungeteilte und bedingungslose Aufmerksamkeit (das heißt, sie muss sie nicht erwidern), oder bitten Sie die Partnerin zu masturbieren. Atmen Sie synchron mit ihr, und stöhnen Sie gemeinsam. Bringen Sie ihre Erregung auf den Gipfel.

Es gibt keine Zauberformel, die eine Frau zum Ejakulieren bringt. Aber Ausdauer ist hilfreich: Sie müssen den G-Punkt (und die Klitoris) wahrscheinlich 30 bis 60 Minuten lang streicheln oder drücken.

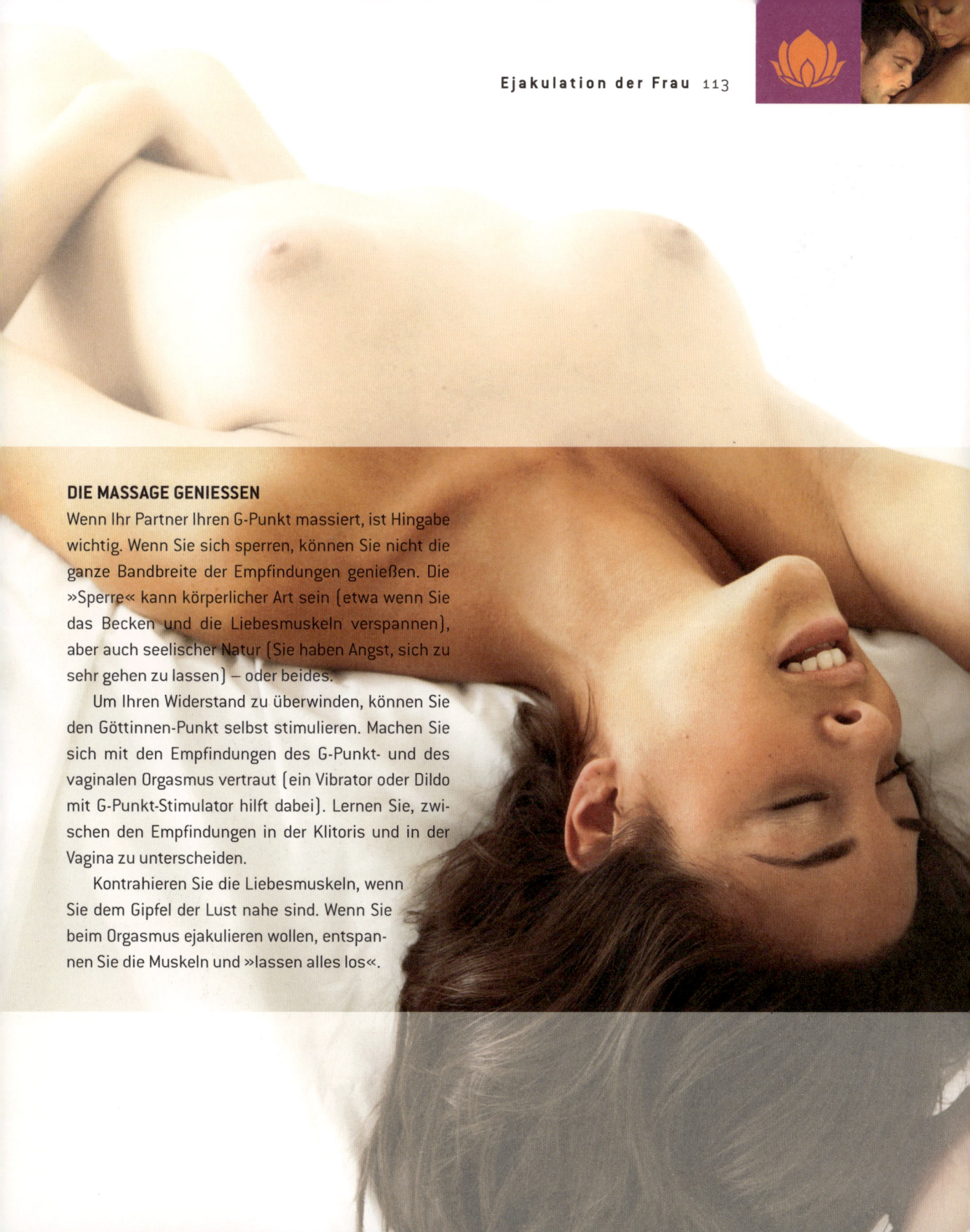

DIE MASSAGE GENIESSEN

Wenn Ihr Partner Ihren G-Punkt massiert, ist Hingabe
wichtig. Wenn Sie sich sperren, können Sie nicht die
ganze Bandbreite der Empfindungen genießen. Die
»Sperre« kann körperlicher Art sein (etwa wenn Sie
das Becken und die Liebesmuskeln verspannen),
aber auch seelischer Natur (Sie haben Angst, sich zu
sehr gehen zu lassen) – oder beides.

Um Ihren Widerstand zu überwinden, können Sie
den Göttinnen-Punkt selbst stimulieren. Machen Sie
sich mit den Empfindungen des G-Punkt- und des
vaginalen Orgasmus vertraut (ein Vibrator oder Dildo
mit G-Punkt-Stimulator hilft dabei). Lernen Sie, zwischen den Empfindungen in der Klitoris und in der
Vagina zu unterscheiden.

Kontrahieren Sie die Liebesmuskeln, wenn
Sie dem Gipfel der Lust nahe sind. Wenn Sie
beim Orgasmus ejakulieren wollen, entspannen Sie die Muskeln und »lassen alles los«.

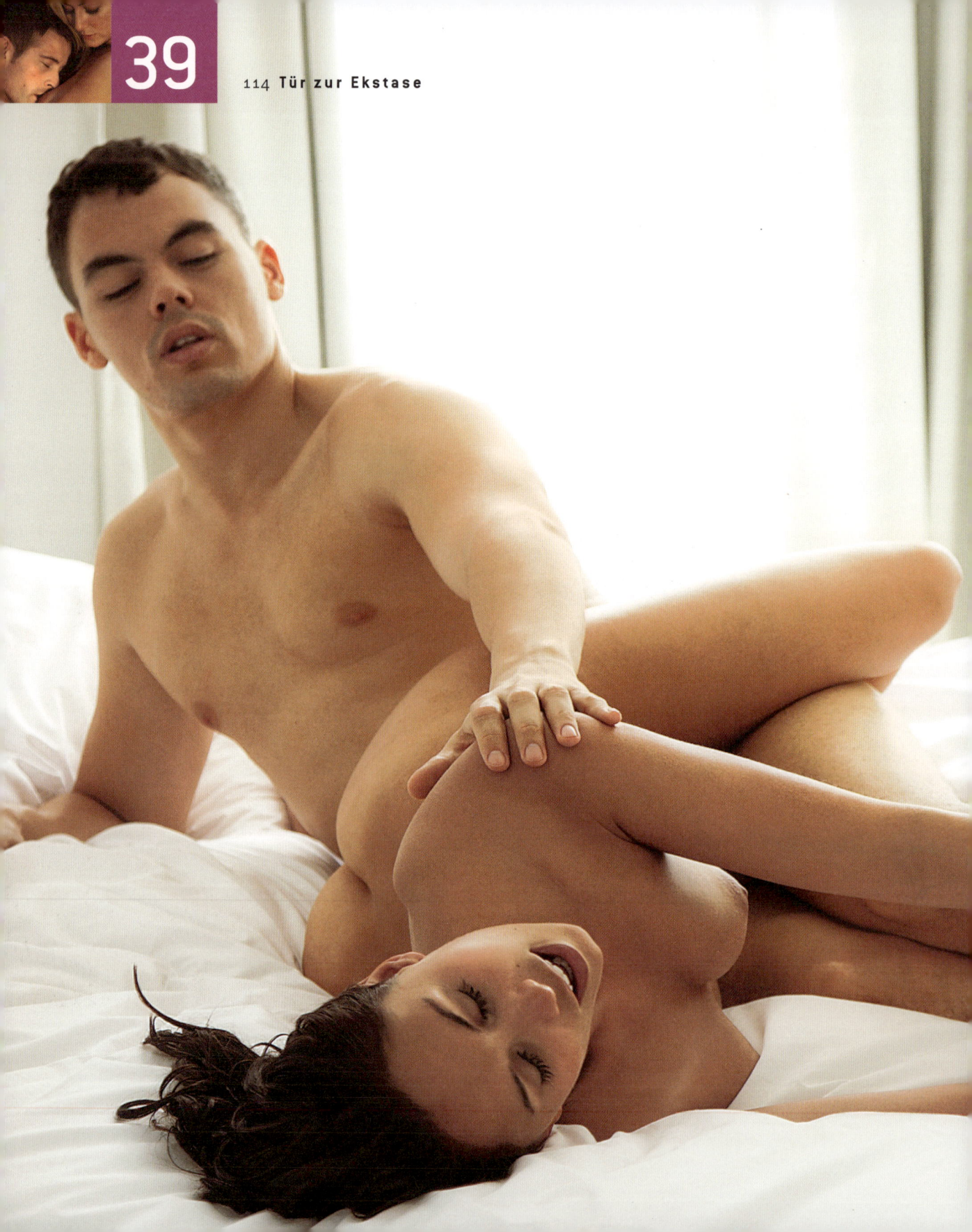

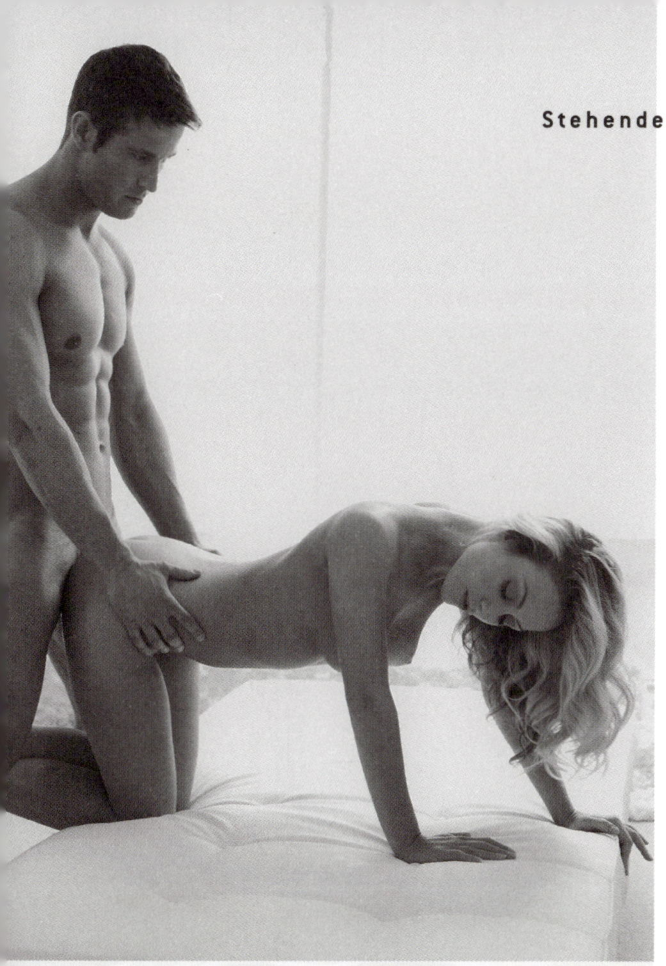

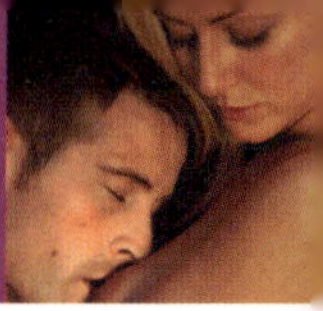

Stehender Hund

Es ist erotisch und direkt: Er dringt von hinten ein, sie kauert auf allen Vieren. Er genießt den Reiz des tiefen Eindringens, und sie gerät in Ekstase, weil sein Penis ihren G-Punkt (siehe Seite 106–107) massiert.

Beobachten Sie, wie Ihr Körper und Ihre Atmung reagieren, wenn Sie sich in den schnellen Stößen verlieren. Wenn Sie mit Ihren Reaktionen auf intensive genitale Reibung vertraut sind, können Sie Orgasmen besser hinauszögern, falls Sie es wünschen. Halten Sie kurz vor dem Höhepunkt den Atem an, oder keuchen Sie? Ist Ihre Atmung keuchend, schnell oder flach? Spannen Sie Muskeln an, und wenn ja, welche?

Atmen Sie bewusst anders, wenn Sie diese Stellung (oder eine andere, die zu schnellem Stoßen einlädt) wieder einmal einnehmen. Angenommen, Sie halten normalerweise den Atem an, dann versuchen Sie, beim Orgasmus langsam und tief zu atmen.

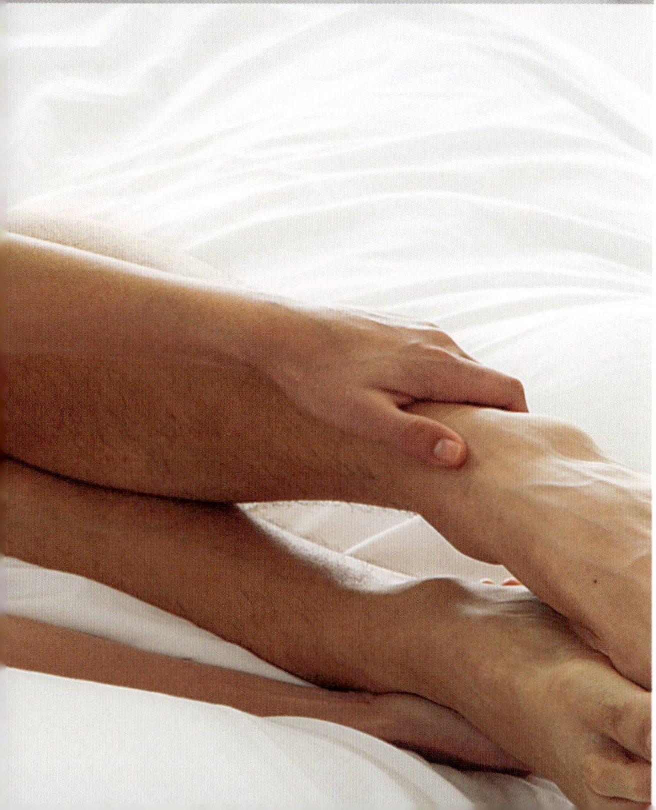

Pfeil und Bogen

Diese gestreckte Stellung fühlt sich wundervoll wohlig an. Sie liegt auf der Seite und wendet ihm den Rücken zu. Er schlüpft zwischen ihre Beine, hält sie an den Schultern und dringt ein. Dann packt sie seine Füße und zieht sie zu sich heran. So wird sie zum Bogen für seinen Pfeil. Wenn Sie in dieser Stellung vereint sind, können Sie in sinnlichen Berührungen schwelgen.

MÄNNER: Streicheln Sie ihren Rücken, ihren Hals und die Seite ihrer Brüste. Zupfen Sie sanft an ihrem Haar.

FRAUEN: Schieben Sie die eingeölten Finger zwischen seine Zehen. Drücken Sie die Fingerspitzen in seine Fußsohlen. Streichen Sie mit den Händen über seine Wadenmuskeln.

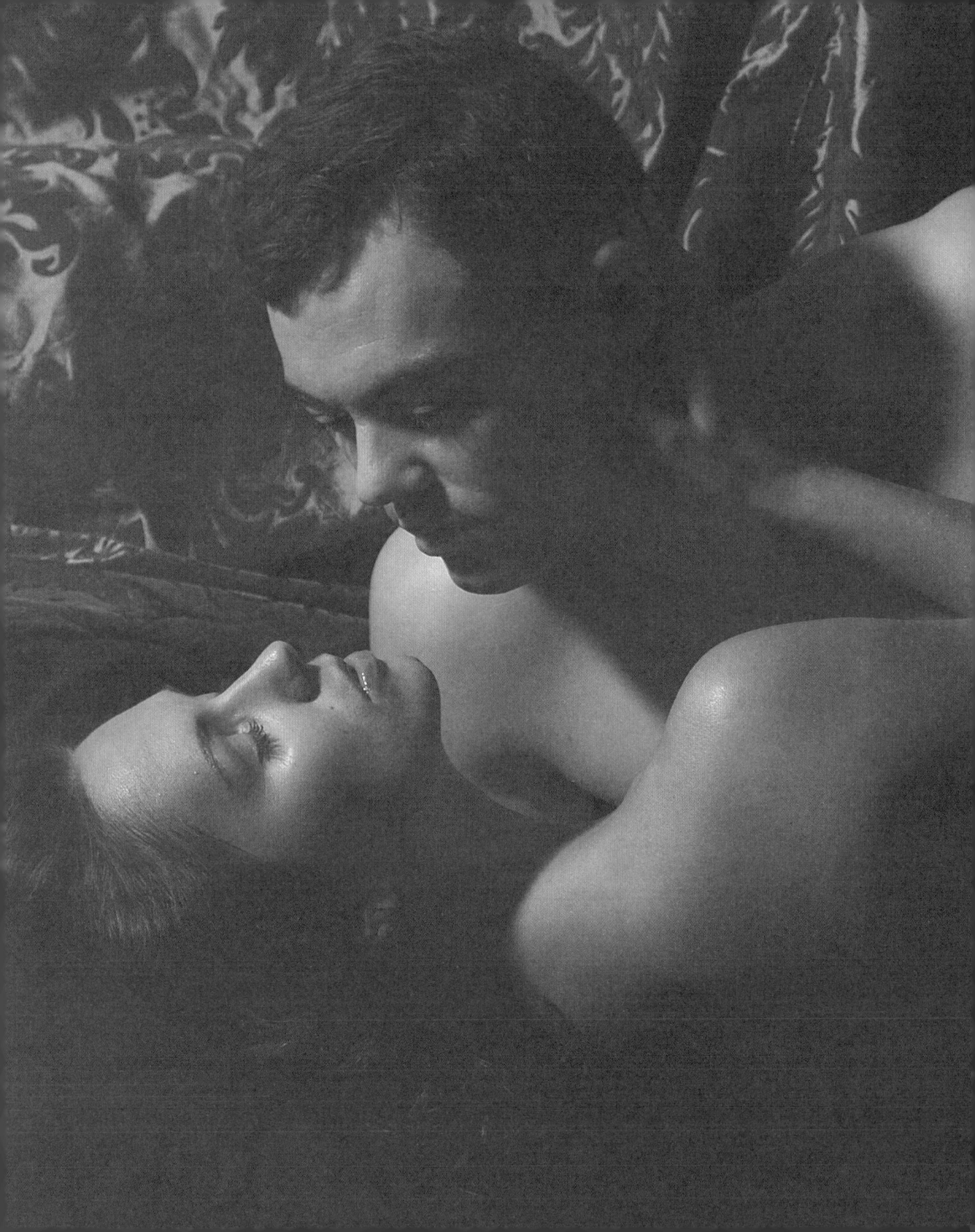

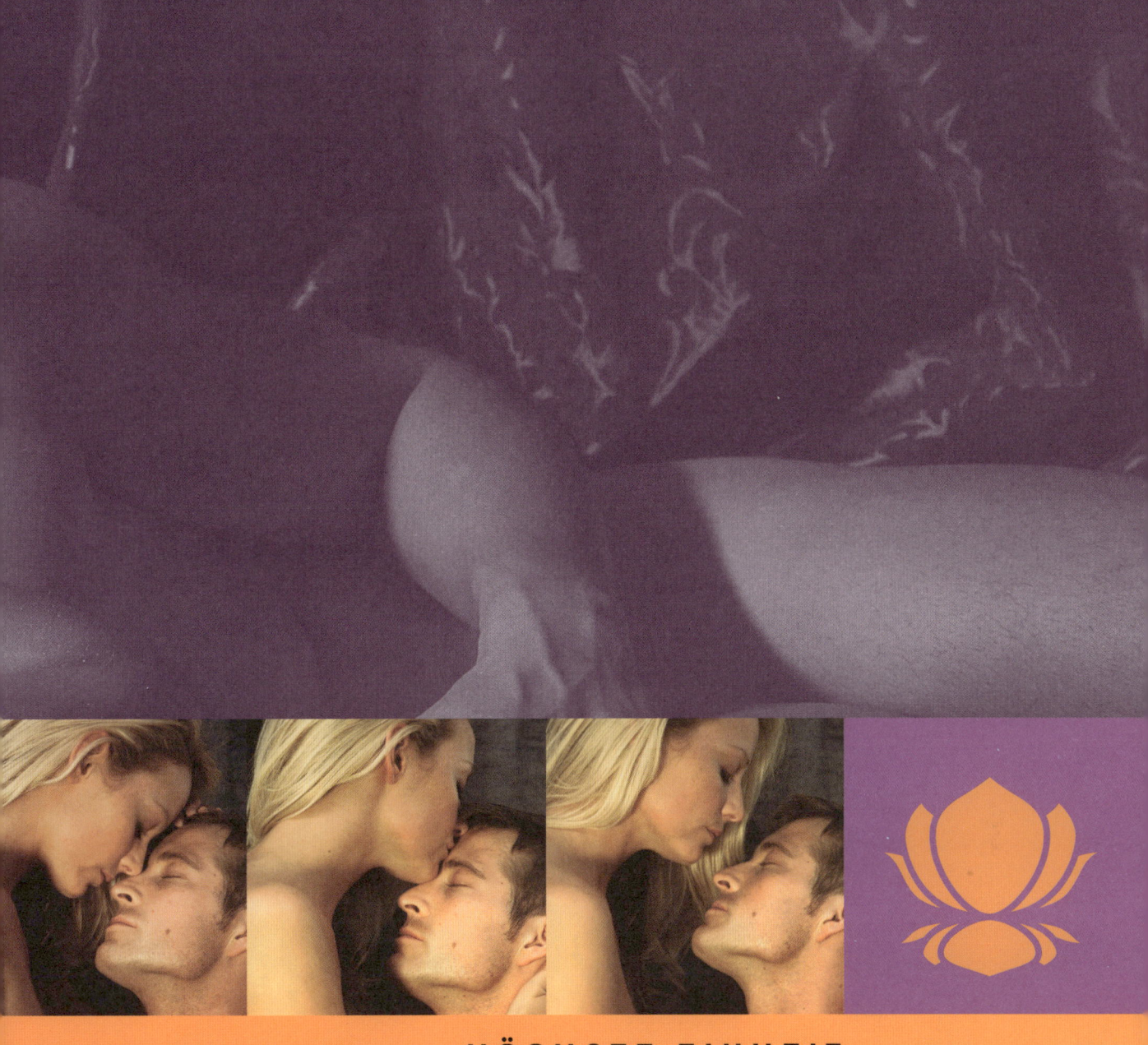

HÖCHSTE EINHEIT   Kapitel 4

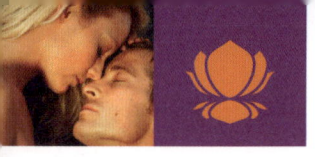

Tantra-Technik
Blick in die Seele

Probieren Sie den Blick in die Seele, um die höchste Einheit mit Ihrem Partner zu erfahren. Mit dieser Technik können Sie Hemmungen auflösen, dem Partner alles enthüllen und sich so zeigen, wie Sie wirklich sind.

Der Blick in die Augen des Partners ist eine der bekanntesten Tantra-Übungen. Sie sitzen einander mit geradem Rücken und angezogenem Kinn bequem gegenüber. Entscheiden Sie, wie lange der Seelenblick dauern soll – vielleicht drei Minuten, zehn Minuten oder länger. Merken Sie sich die Zeit, sammeln Sie sich, und nehmen Sie Blickkontakt auf.

DIE SCHEU ÜBERWINDEN

Beobachten Sie Ihre ersten Reaktionen, wenn Ihre Augen sich begegnen. Es ist normal, sich verlegen oder unbehaglich zu fühlen, und vielleicht spüren Sie den Drang, wegzuschauen, zu kichern, das Gesicht zu verziehen oder einfach ins Leere zu starren. Nach einem nicht beigelegten Streit wollen Sie Ihren Partner vielleicht mit den Blicken töten. Lassen Sie solche Gefühle kommen und gehen. Wenn Sie warten und den Blickkontakt beibehalten, stellen Sie fest, dass jeder Gedanke von einem anderen ersetzt wird.

GEDANKEN BEOBACHTEN

Heißen Sie alle Gedanken willkommen, die sich einstellen, selbst wenn Sie nicht die tiefe, innige Verbindung erreichen, die Sie sich erhofft haben. Vielleicht gehen Ihnen folgende Gedanken durch den Kopf:

- »Das ist langweilig.«
- »Ich spüre gar nichts.«
- »Merkt er, was ich denke?«
- »Was sie wohl denkt?«
- »Er ist nicht bei der Sache.«
- »Das ist zu anstrengend.«
- »Das macht mich schläfrig.«
- »Wie lange geht das noch?«

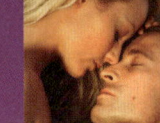
Versuchen Sie nicht, Gedanken zu unterdrücken. Akzeptieren Sie diese einfach – sie sind von Natur aus vergänglich wie Wolken, die über den Himmel treiben.

Nachdem Sie sich durch mehrere Schichten aus Gedanken, Ängsten und Missstimmungen gearbeitet haben, geraten Sie vielleicht in einen Gemützustand, in dem die Gedanken weniger hartnäckig sind. Das kann sich wie eine entspannte, ruhige, geräumige Leere anfühlen. Aus dieser Leere kann sich eine ruhige, liebevolle Einheit mit Ihrem Partner entwickeln. Sie können einen Blick austauschen, der Selbstsicherheit, Anerkennung und Freude ausdrückt.

SEXUELLE HINGABE

Ein Seelenblick beim Sex kann das Gefühl vermitteln, sich einander ganz hinzugeben und innig verbunden zu sein. Probieren Sie ihn bei jeder Stellung aus, in der Sie einander zugewandt sind, vor allem in der klassischen Yab-Yum-Stellung (siehe Seite 130–131).

Tipps für Anfänger

Beim Blick in die Seele geht es darum, sich in einem friedvollen, empfänglichen Blick zu entspannen – in einem Blick, der offen und nicht abwehrend ist.

- **Versuchen Sie nicht, Ihrem Blick einen liebevollen Ausdruck aufzuzwingen oder herauszufinden, wie sehr Ihr Partner Sie liebt.**

- **Verlassen Sie sich nicht darauf, dass der Blick in die Seele einen Streit beilegt – es ist besser, nach einer Versöhnung zu üben.**

- **Geben Sie nicht auf, wenn der Seelenblick Sie enttäuscht, weil er Ihre Erwartungen nicht erfüllt oder weil Ihre Seelen nicht verschmelzen. Versuchen Sie es ein andermal wieder. Der Blick in die Seele ist eine Art Meditation, die nicht unbedingt schnelle Ergebnisse zeigt. Lassen Sie sich Zeit, machen Sie weiter, und Sie schaffen es.**

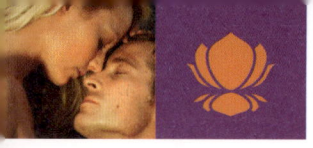

Tantrische Berührung
Massage mit Augenbinde

Dank dieser sinnlichen Tantra-Technik können Sie mit Ihrem Partner völlig eins werden. Die Augenbinde erlaubt es Ihnen, sich ganz auf den Tastsinn zu konzentrieren, während Sie Ihren Partner massieren.

VORBEREITUNG

Ihr erotisches Heiligtum (siehe Seite 34–35) sollte dunkel und verführerisch sein. Zünden Sie ein paar Kerzen an, und verbrennen Sie ein exotisches Duftöl. Lassen Sie alle Gedanken an den vergangenen Tag und an die äußere Welt los, und konzentrieren Sie sich ganz auf Ihren Partner. Küssen Sie einander, und schmusen Sie. Wenn Sie bereit sind, streifen Sie eine Augenbinde über.

DEN KÖRPER LESEN

Sanft anfangen Beginnen Sie die Massage, indem Sie Ihren nackten Partner überall streicheln. Lassen Sie die Handflächen sanft und ohne Druck über die Haut gleiten. Wenn Sie normalerweise eine Vorliebe für einen bestimmten Körperteil haben – etwa weil er eine erogene Zone ist oder weil Sie diese Stelle gut massieren können –, weichen Sie ihm jetzt aus.

Sinnliche Berührung Lesen Sie den Körper des Partners mit den Händen, und spüren Sie vernachlässigte, verspannte oder schmerzende Stellen auf – und Stellen, die berührt werden wollen. Legen Sie die Hände sacht auf diese Stellen, und visualisieren Sie, dass liebevolle Energie hineinfließt. Verzichten Sie auf druckvolle oder belebende Massagetechniken. Konzentrieren Sie sich nur darauf, die Hände still zu halten, und stellen Sie sich vor, dass das Gewebe unter Ihnen warm und geschmeidig wird und vor Lebenskraft prickelt. Massieren Sie, solange es sich gut anfühlt. Wenn der Körper Ihres Partners dann fester berührt werden möchte, erfüllen Sie ihm diesen Wunsch.

Alles erspüren Verlagern Sie Ihre Aufmerksamkeit auf die Hände, damit Sie beim Massieren selbst die

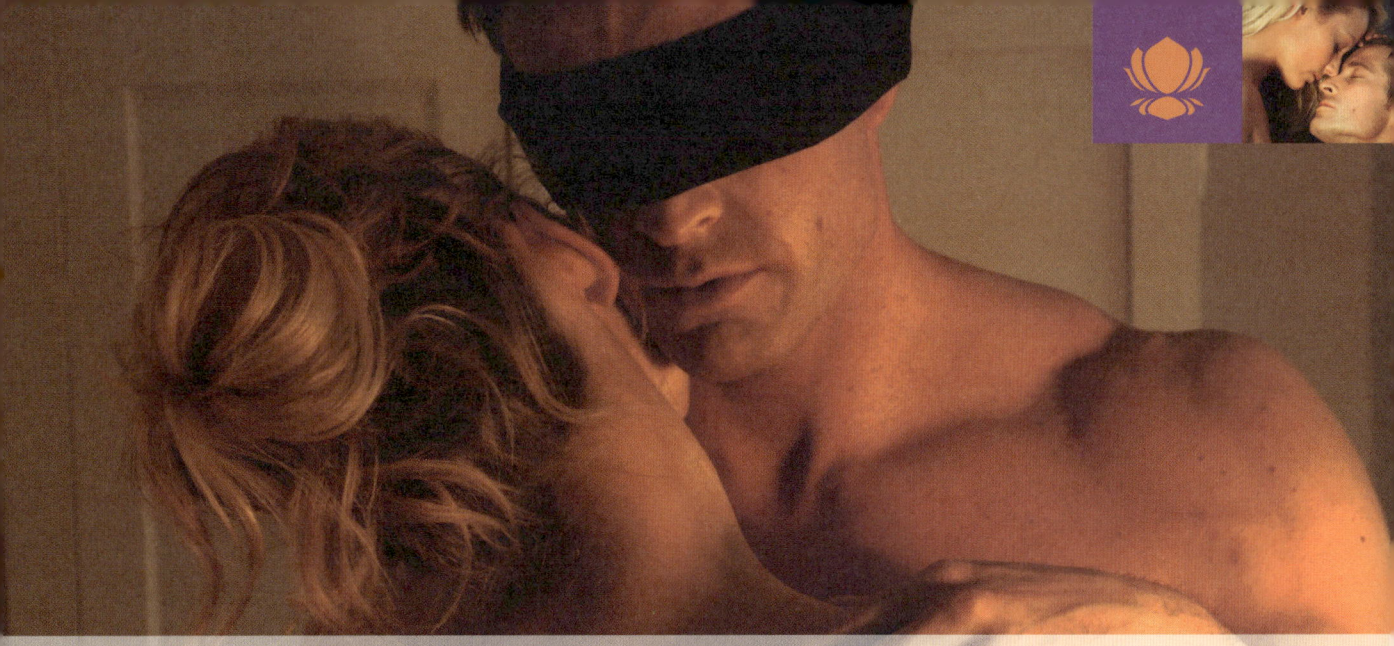

winzigste Muskelverspannung spüren. Wenden Sie sich diesen Stellen liebevoll zu, bis sie entspannt und weich werden. Der spirituelle Lehrer Osho sagte: »Sei in deinen Fingern und Händen, als ob dein ganzes Sein, deine ganze Seele darin wäre.«

NECKISCHE BERÜHRUNG

Wenn der Körper Ihres Partners ganz entspannt, offen und empfänglich ist, dann lassen Sie Ihre Berührungen verführerischer werden. Experimentieren Sie mit unterschiedlichen Techniken an verschiedenen Körperteilen. Ziehen Sie beispielsweise die Fingerspitzen, Fingernägel oder Fingerrücken über die Haut. Erspüren Sie intuitiv, was Ihrem Partner gefällt. Massieren Sie dann nach Gefühl weiter. Wenn Ihre neckischen Berührungen Sie beide erregt haben, leiten Sie mit ihnen den Liebesakt ein. Wenn Sie beide sich warm und sinnlich fühlen, umarmen Sie einander und schmusen zärtlich.

»Lesen Sie den Körper des Partners mit den Händen. Spüren Sie mit den Handflächen vernachlässigte, verspannte oder schmerzende Stellen auf – und Stellen, die offenkundig berührt werden wollen.«

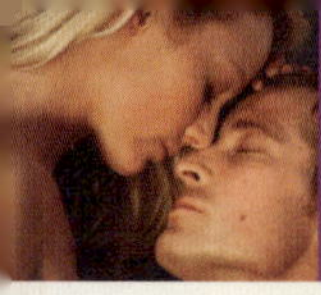

Bauchtanz

Es ist besonders sexy, wenn sie über ihm steht und ihm den Rücken zuwendet. Ihre Füße liegen neben seinen Hüften. Dann tanzt sie zu erotischer Musik über ihm und lässt sich auf seinen Lingam sinken.

FRAUEN: Lassen Sie sich langsam und verführerisch sinken. Schwingen Sie die Hüften, und lassen Sie das Becken kreisen. Halten Sie den Rücken gerade, und strecken Sie die Arme in die Luft. Gehen Sie wie eine wahre Göttin ganz in der Musik auf.

Sobald Sie auf ihm sitzt, kann sie seinen Penis stimulieren, indem sie sich langsam auf und ab oder das Becken wie beim Bauchtanz bewegt. Sie kann auch Kontraktionen der Liebesmuskeln mit einer Fingerspitzenmassage seines Damms oder der Vorderwand seines Enddarms verbinden, um seinen heiligen Punkt (siehe Seite 104–105) zu stimulieren.

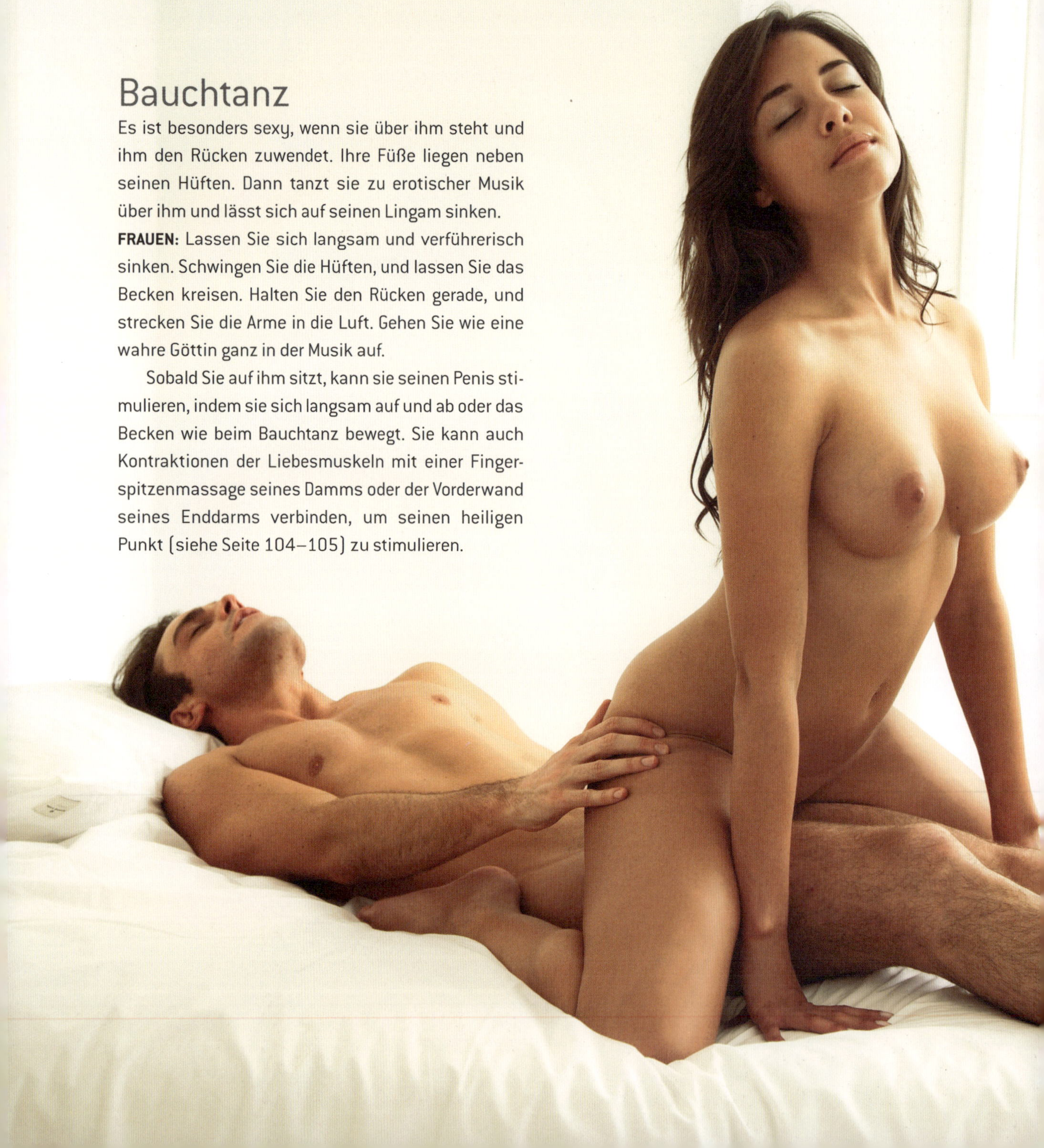

Hocke im Sitzen

Sie übernimmt das erotische Ruder, während er sitzt und die wundervollen Empfindungen genießt, die ihre Bewegungen auf seinem Schoß auslösen.

FRAUEN: Seien Sie einen Abend lang seine sexy Tantra-Göttin. Er setzt sich und genießt einige erotische Leckerbissen. Sie lassen sich zwischen seinen Beinen nieder und verwöhnen seinen Lingam mit den Händen und dem Mund. Dann klettern Sie auf ihn, gehen in die Hocke und bewegen das Becken sanft und sinnlich, bis er vor Lust stöhnt. Ein intimer Abschluss ist eine Hocke, bei der Sie ihm zugewandt sind, so dass Sie ihm in die Augen schauen können.

MÄNNER: Schließen Sie die Augen, und konzentrieren Sie sich auf die Lustempfindungen, die durch Ihren Körper rieseln. Ihre Partnerin bestimmt das Tempo.

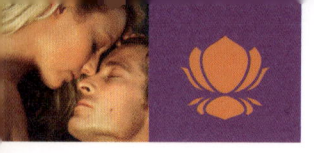

Tantrische Berührung

Der Yoni-Kuss

Die Yoni gilt im Tantra als heilige Quelle des Lebens. Wenn Sie die Yoni Ihrer Partnerin mit dem Mund liebkosen, müssen Sie es ehrfürchtig tun. Lassen Sie sich von der Lust berauschen, die Sie spenden und empfangen. Visualisieren Sie das Ganze als Akt der Verehrung. Das Tantra feiert die weiblichen Genitalien als Ursprung des menschlichen Lebens und der sexuellen Lust.

Betrachten Sie einen Cunnilingus im Tantra-Stil daher also nicht als Vorstufe zum Sex oder als eine Art Schnellverfahren, das für Erregung und Feuchtigkeit sorgt. Geben Sie den Yoni-Kuss um seiner selbst willen.

Die Partnerin legt sich bequem auf ein Bett, beugt die Knie und spreizt die Beine, oder sie setzt sich in einen Sessel und schiebt den Po an die Kante. Von da an gehen Sie entspannt und ohne Eile vor, damit die Partnerin jedes Zeitgefühl verliert und von nichts abgelenkt wird.

AUS DER QUELLE TRINKEN

Knien Sie zwischen ihren Beinen, und machen Sie sich mit ihrer Yoni und deren Umgebung vertraut. Berühren Sie sanft die Innenfläche der Oberschenkel, küssen Sie ihre Schamgegend; hauchen Sie dann sanft und warm die Vulva an, und streichen Sie behutsam mit geöffneten Lippen darüber. Legen Sie die Lippen dann auf die Vorhaut der Klitoris, und beginnen Sie zu lecken.

Versuchen Sie von jetzt an nicht mehr, irgendeine Technik anzuwenden. Gehen Sie völlig in Ihrem Tun auf, bis Sie ganz natürlich und intuitiv auf Ihre Partnerin reagieren. Ihre Einstellung ist wichtiger als die Technik.

Entspannen Sie sich vollständig, und geben Sie sich diesem Akt der Liebe hin. Öffnen Sie sich Ihren eigenen Empfindungen, während Sie Ihre Partnerin verwöhnen. Spüren Sie, wie Wogen aus prickelnder Energie durch Ihren Körper strömen.

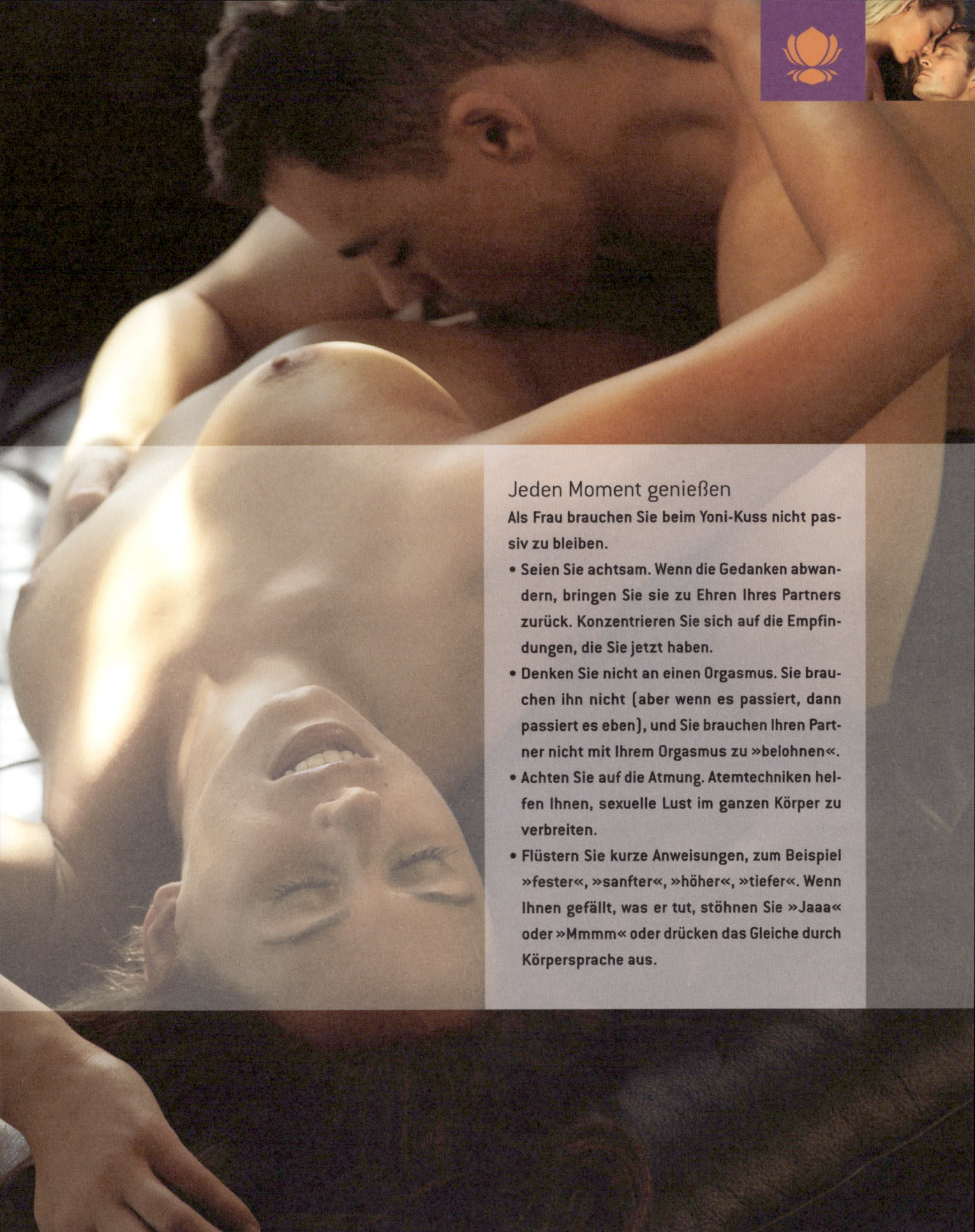

Jeden Moment genießen

Als Frau brauchen Sie beim Yoni-Kuss nicht passiv zu bleiben.

- Seien Sie achtsam. Wenn die Gedanken abwandern, bringen Sie sie zu Ehren Ihres Partners zurück. Konzentrieren Sie sich auf die Empfindungen, die Sie jetzt haben.

- Denken Sie nicht an einen Orgasmus. Sie brauchen ihn nicht (aber wenn es passiert, dann passiert es eben), und Sie brauchen Ihren Partner nicht mit Ihrem Orgasmus zu »belohnen«.

- Achten Sie auf die Atmung. Atemtechniken helfen Ihnen, sexuelle Lust im ganzen Körper zu verbreiten.

- Flüstern Sie kurze Anweisungen, zum Beispiel »fester«, »sanfter«, »höher«, »tiefer«. Wenn Ihnen gefällt, was er tut, stöhnen Sie »Jaaa« oder »Mmmm« oder drücken das Gleiche durch Körpersprache aus.

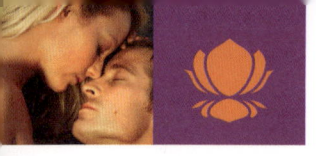

Tantrische Berührung

Der Lingam-Kuss

Wenn Sie Ihren Partner mit dem Mund verwöhnen, entscheidet Ihre Einstellung, ob die Fellatio gut oder markerschütternd wird. Im Tantra wird der Lingam liebevoll verehrt – denken Sie daran, wenn Sie ihn verwöhnen. Betrachten Sie die Fellatio als einzigartiges Privileg, das Sie auf intime Weise mit dem Partner verbindet. Spenden Sie den Oralsex nicht deshalb, weil Sie glauben, dass er es erwartet, oder weil Sie dafür »belohnt« werden möchten. Konzentrieren Sie sich auf die Lust, die sein Lingam Ihnen verschaffen kann.

Nehmen Sie eine bequeme Position ein, in der Sie sich lange entspannen können. Zum Beispiel:

- Er liegt auf dem Rücken, Sie liegen zwischen seinen Beinen.
- Er liegt auf dem Rücken, Sie sitzen rittlings auf seiner Brust (Ihr Kopf ist seinen Füßen zugewandt).
- Er sitzt auf einem Stuhl oder auf der Bettkante, Sie sitzen auf dem Boden.
- Er steht, Sie knien auf einem Kissen.

VERGESSEN SIE DIE TECHNIK

Wenn Sie Ihren Partner in den Mund nehmen, sollten Sie seinen Geruch, seinen Geschmack und alle Ihre Sinneseindrücke genießen. Erforschen Sie seinen Lingam mit der Zunge. Entspannen Sie die Zunge, den Mund und die Kehle.

Gehen Sie so in Ihrem Tun auf, dass Sie an Techniken nicht einmal denken (und sich auch nicht fragen, ob Sie »lange genug« tätig waren). Folgen Sie Ihrem Instinkt, und reagieren Sie spontan auf seine Bewegungen, sein Stöhnen und seine Körpersprache. Erforschen Sie mit dem Mund auch andere Körperstellen, zum Beispiel die Peniswurzel, die Innenseiten der Oberschenkel, die Hoden und den Damm.

Die Wogen der Lust werden Sie auch ohne Technik überschwemmen, obwohl Sie nicht direkt stimuliert werden. Schon deshalb macht es Ihnen Freude, die Entdeckungsreise fortzusetzen und Ihren Partner zu verwöhnen.

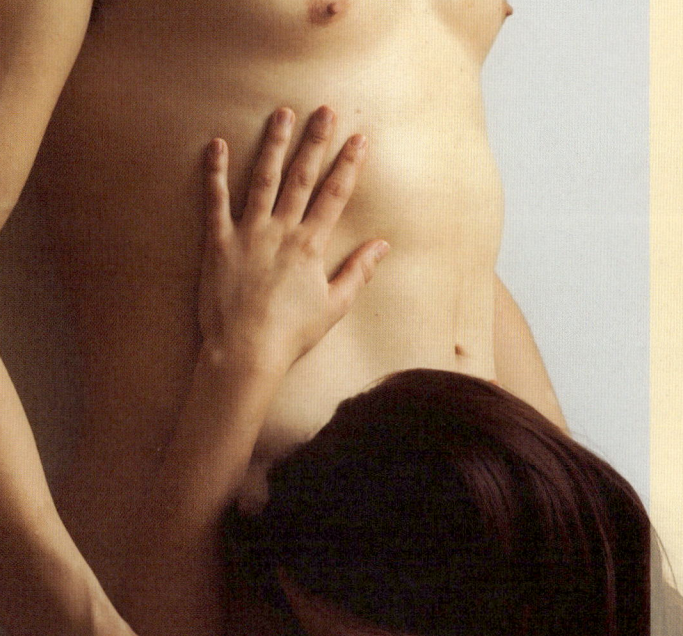

 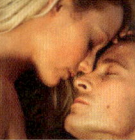

»Folgen Sie Ihrem Instinkt, und reagieren Sie spontan auf seine Bewegungen, sein Stöhnen und seine Körpersprache.«

In der Lust aufgehen

Liebende merken meist, was der oder die andere denkt und will, auch ohne Worte. Ein Mann merkt es wahrscheinlich, wenn seine Partnerin den Oralsex nicht wirklich mag und ihm lediglich eine Freude machen will, ohne selbst Lust zu empfinden. In diesem Fall kann er den Oralsex nicht voll genießen. Wenn ein Partner ganz in purer Lust aufgeht, ist es für den anderen oft leichter, ihm zu folgen.

Wenn Sie Ihren Partner mit Freude und Ehrfurcht oral verwöhnen, wird er Ihre neue Hingabe und Sinnlichkeit fast mit Sicherheit bemerken, und das erregt ihn mehr als jede perfekte Technik. Es gefällt ihm auch, wenn Sie sich beim Oralsex Zeit lassen und nicht schnell zum »nächsten Schritt« übergehen wollen.

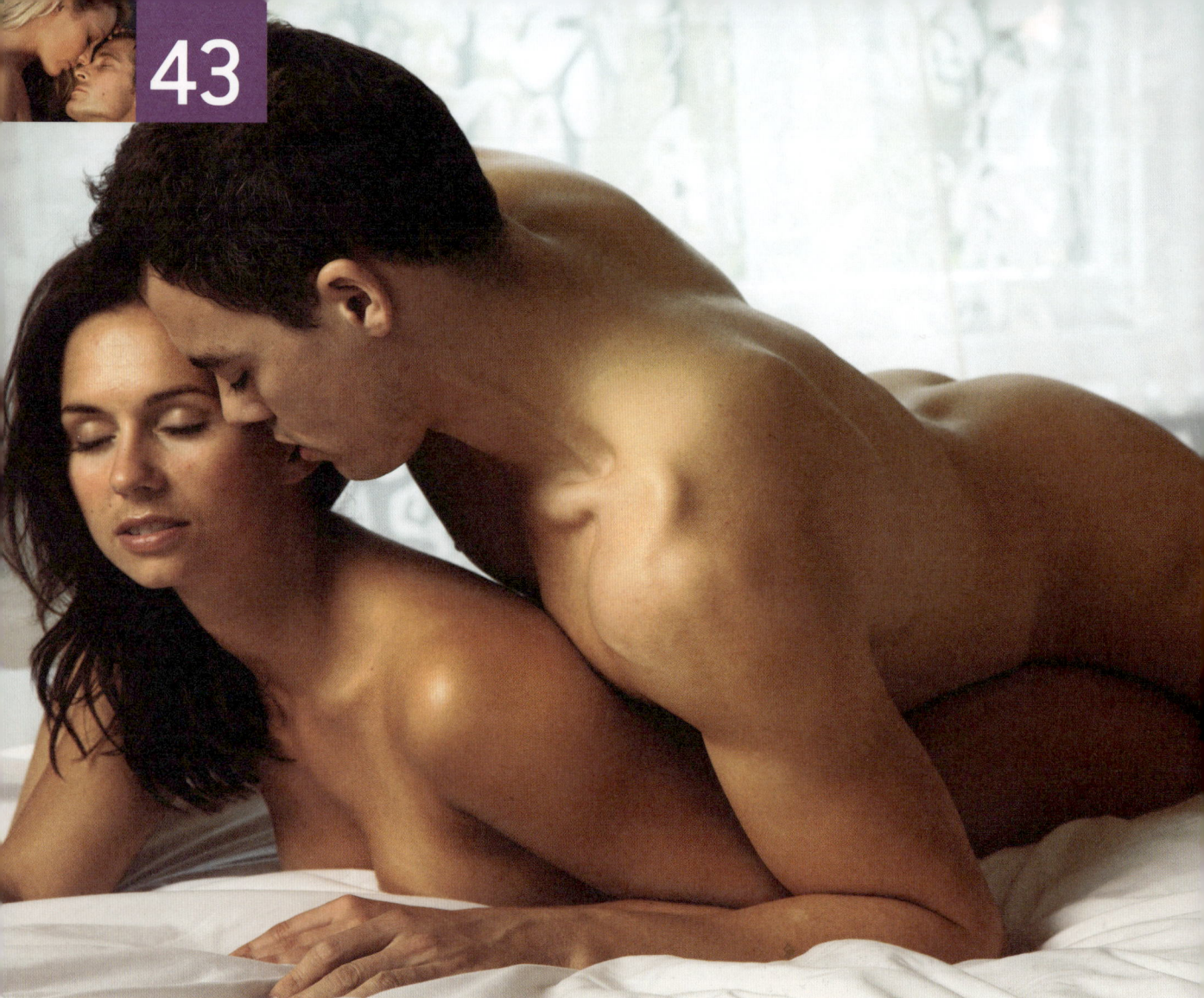

43

Aufrechte Schlange

In dieser verführerischen Stellung können Sie echte Nähe genießen, obwohl Sie einander nicht ansehen.

Sie fühlt sich eng umschlungen, aber nicht zerquetscht, er kann sich frei bewegen, und beide freuen sich über den innigen Hautkontakt. Ihr Göttinnen-Punkt (siehe Seite 106–107) wird ebenso massiert wie sein Penis. Er kann leichter und tiefer eindringen, wenn sie ein Kissen unter den Bauch schiebt.

Konzentrieren Sie sich auf synchrone Atmung, und atmen Sie dann gemeinsam durch die Chakren nach oben (siehe Seite 28–29). Trainieren Sie auch Ihre Liebesmuskeln (siehe Seite 62–65) – das ist eine großartige Methode, miteinander zu kommunizieren.

Wenn die Versuchung zu groß wird, sich schnell zum Orgasmus zu stoßen, drehen Sie sich einfach um, bis Sie behaglich Seite an Seite liegen.

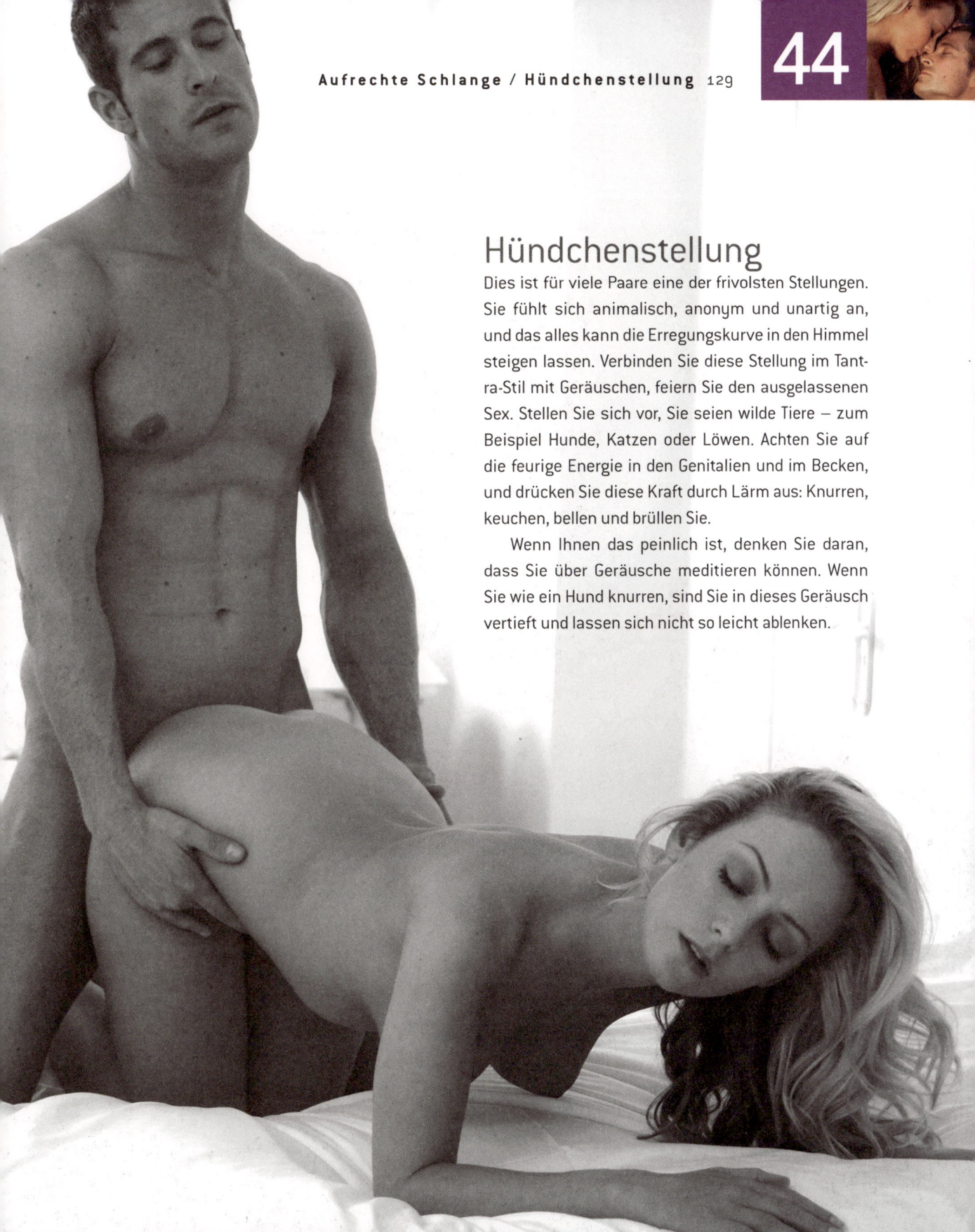

44

Hündchenstellung

Dies ist für viele Paare eine der frivolsten Stellungen. Sie fühlt sich animalisch, anonym und unartig an, und das alles kann die Erregungskurve in den Himmel steigen lassen. Verbinden Sie diese Stellung im Tantra-Stil mit Geräuschen, feiern Sie den ausgelassenen Sex. Stellen Sie sich vor, Sie seien wilde Tiere – zum Beispiel Hunde, Katzen oder Löwen. Achten Sie auf die feurige Energie in den Genitalien und im Becken, und drücken Sie diese Kraft durch Lärm aus: Knurren, keuchen, bellen und brüllen Sie.

Wenn Ihnen das peinlich ist, denken Sie daran, dass Sie über Geräusche meditieren können. Wenn Sie wie ein Hund knurren, sind Sie in dieses Geräusch vertieft und lassen sich nicht so leicht ablenken.

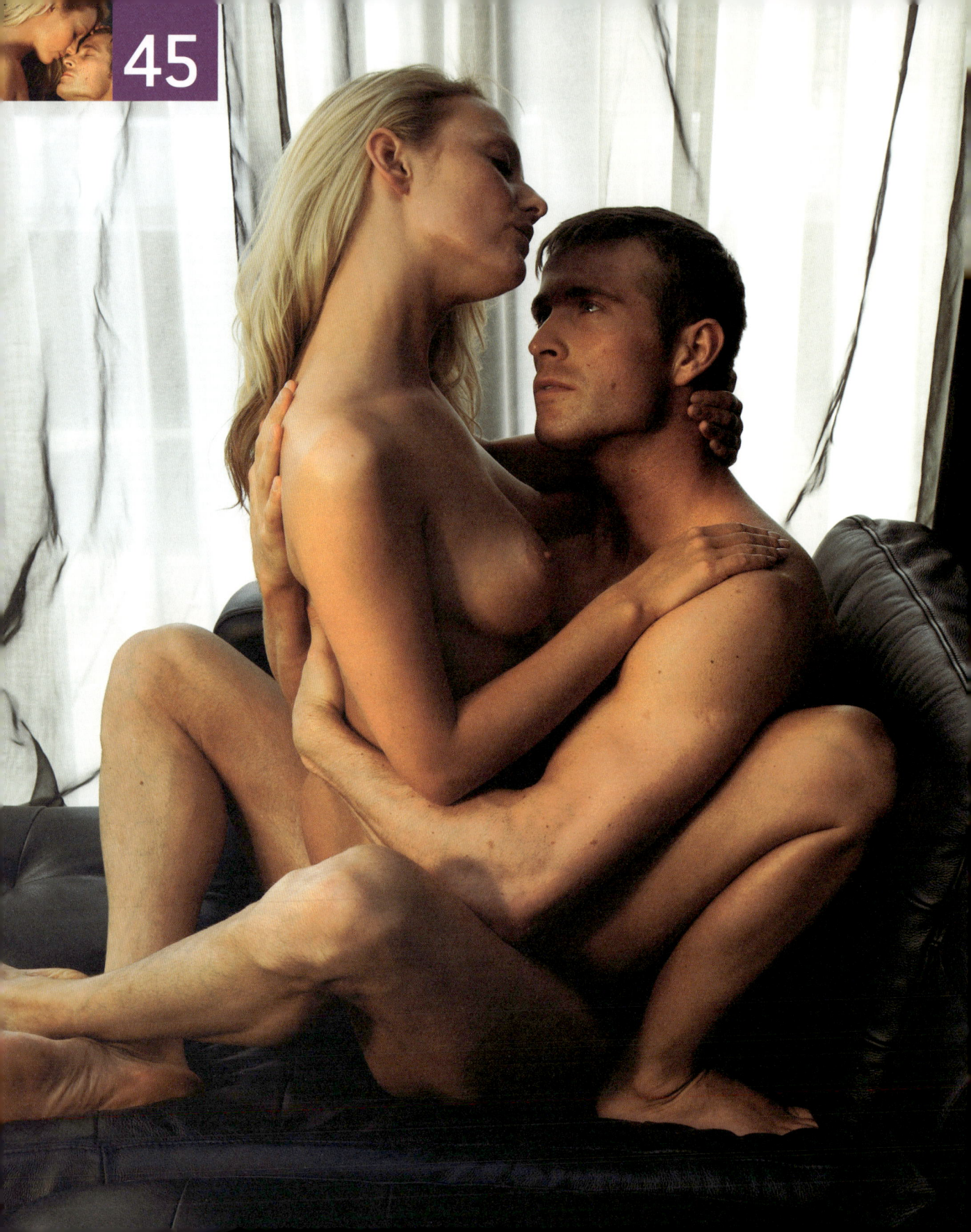

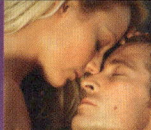

Yab Yum

Dies ist die klassische Tantra-Stellung. Yab Yum heißt »Mutter-und-Vater-Stellung«. Die Stellung symbolisiert die göttliche Vereinigung des Männlichen und des Weiblichen. Es ist eine warme, intime Stellung, in der die Partner einander ansehen und sich aneinander schmiegen. Sie eignet sich vorzüglich für tantrische Atemübungen und für den Blick in die Seele (siehe Seite 118–119).

Er sitzt mit gekreuzten Beinen auf dem Bett oder in einem Sessel. Sie setzt sich rittlings auf ihn und stellt die Füße auf den Boden. Beide können sich zwar nicht frei bewegen, aber dadurch wird es leichter, sich auf innere Empfindungen und den Strom der sexuellen Energie im Körper zu konzentrieren.

Sie können in dieser Stellung sexuelle Energie aufbauen, indem Sie mit dem Becken so wippen, dass der Penis sich an der Klitoris reibt und in der Vagina leicht hin und her bewegt. Verstärken Sie die Empfindungen mit Hilfe der Atmung.

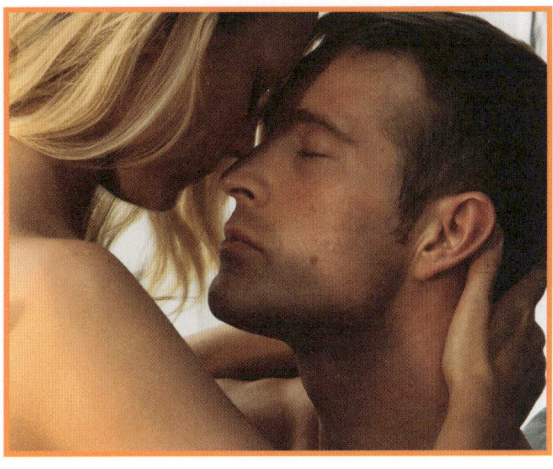

Sex und das dritte Auge

Nutzen Sie diese Tantra-Technik beim Yab Yum, und spüren Sie, wie die Grenzen zwischen Ihnen und dem Partner sich auflösen. Verschmelzen Sie miteinander, werden Sie eins.

Das dritte Auge ist ein Chakra zwischen den Augenbrauen (siehe Seite 23).

- Wippen Sie mit dem Becken vor und zurück, und atmen Sie tiefer. Schließen Sie die Augen.
- Spüren Sie, wie der Atem in den Körper hinein und aus ihm hinausströmt. Atmen Sie synchron.
- Pressen Sie die Stirn an die Stirn des Partners, damit die dritten Augen Kontakt haben.
- Stellen Sie sich vor, dass Sie den Atem durch den zentralen Kanal hinauf zum dritten Auge leiten. Kontrahieren und entspannen Sie die Liebesmuskeln (siehe Seite 62–65) im Rhythmus der Atmung.
- Drehen Sie die geschlossenen Augen einwärts (zum Nasenrücken hin), und visualisieren Sie die Farbe Violett.

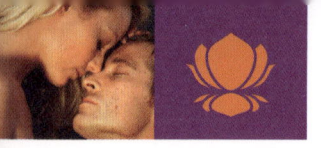
Tantra-Technik
Kreisatmung

Dank dieser Atemübung können Sie eine glückselige Einheit mit dem Partner erleben. Üben Sie die Grundtechnik zuerst allein, damit sie Ihnen vertraut ist, wenn Sie mit dem Partner üben.

KREISATMUNG ALLEIN

Wenn die Kreisatmung für Sie neu ist, sollten Sie langsam damit beginnen. Wenn Sie zu schnell zu viel erreichen wollen, erleben Sie wahrscheinlich eine Enttäuschung. Also lassen Sie sich Zeit, damit der Nutzen dieser hochwirksamen Technik möglichst groß ist.

Setzen Sie sich mit geradem Rücken und entspanntem Kiefer bequem hin. Atmen Sie langsam und tief, und lassen Sie Einatmung und Ausatmung nahtlos ineinander übergehen. Stellen Sie sich dann vor, dass Sie mit Ihrem Atem einen Kreis zeichnen: Atmen Sie durch das Wurzelchakra ein, und lassen Sie den Atem durch den zentralen Kanal (siehe Seite 23) nach oben strömen und durch das Kronen-chakra hinausfließen. Visualisieren Sie, wie der Atem beim Ausatmen vorne am Körper nach unten fließt und den Kreis im Wurzelchakra vollendet.

Zeichnen Sie etwa fünf Minuten lang Kreise mit dem Atem. Die Kreise sollten glatt, stetig und fließend sein.

KREISATMUNG MIT DEM PARTNER

Probieren Sie nun die Kreisatmung mit Ihrem Partner. Dabei sitzen oder knien Sie einander gegenüber (auch Yab Yum ohne Eindringen ist geeignet) und zeichnen mit dem Atem Kreise wie oben beschrieben. Atmen Sie synchron, und versuchen Sie den Blick in die Seele (siehe Seite 118–119).

Ändern Sie nun den Atemrhythmus so, dass Sie einatmen, wenn der Partner ausatmet. Anstelle von zwei separaten Kreisen zeichnen Sie jetzt einen einzigen Kreis, der zwischen Ihren Wurzel- und Herz-chakren fließt.

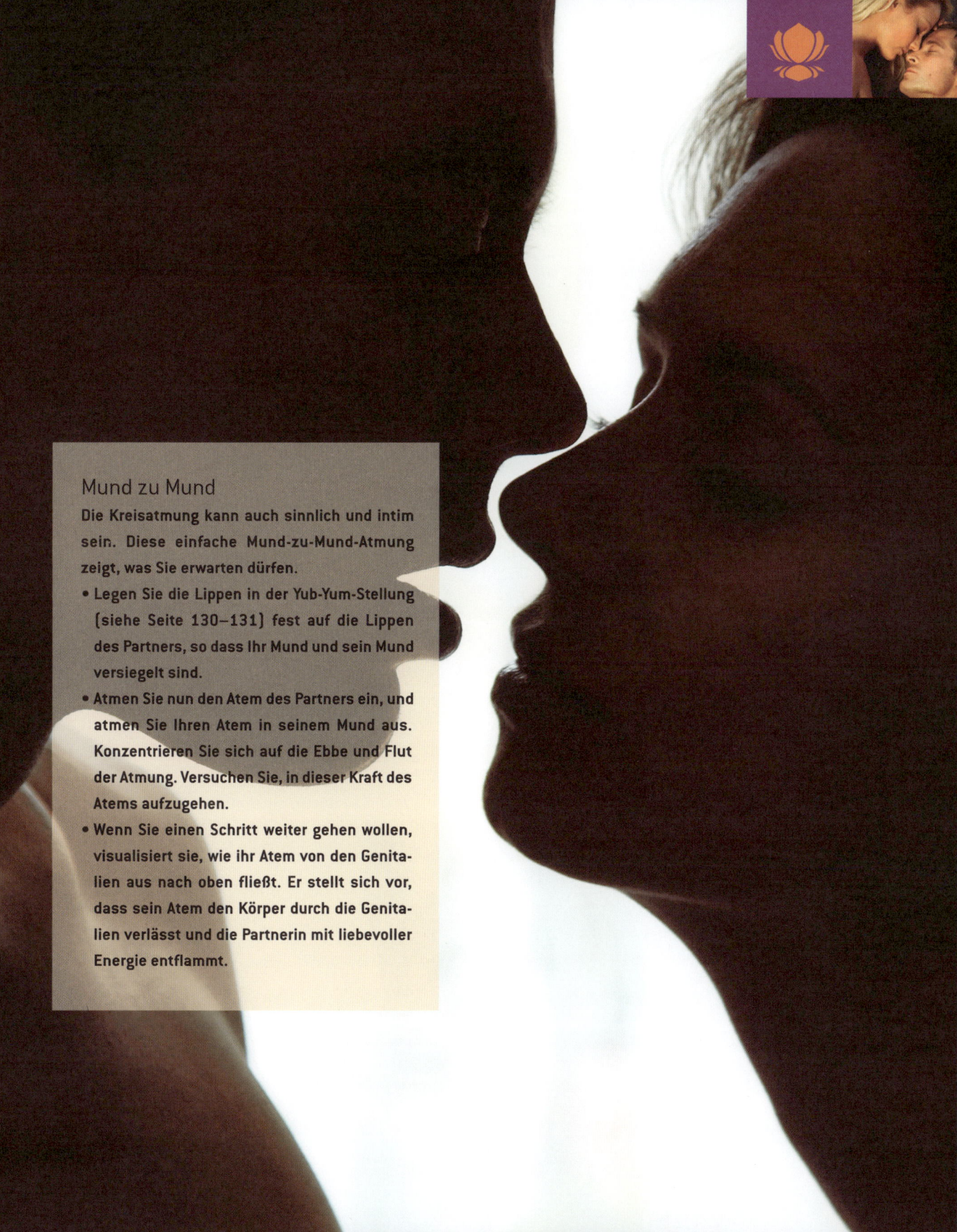

Mund zu Mund

Die Kreisatmung kann auch sinnlich und intim
sein. Diese einfache Mund-zu-Mund-Atmung
zeigt, was Sie erwarten dürfen.

- Legen Sie die Lippen in der Yub-Yum-Stellung
  (siehe Seite 130–131) fest auf die Lippen
  des Partners, so dass Ihr Mund und sein Mund
  versiegelt sind.

- Atmen Sie nun den Atem des Partners ein, und
  atmen Sie Ihren Atem in seinem Mund aus.
  Konzentrieren Sie sich auf die Ebbe und Flut
  der Atmung. Versuchen Sie, in dieser Kraft des
  Atems aufzugehen.

- Wenn Sie einen Schritt weiter gehen wollen,
  visualisiert sie, wie ihr Atem von den Genitalien aus nach oben fließt. Er stellt sich vor,
  dass sein Atem den Körper durch die Genitalien verlässt und die Partnerin mit liebevoller
  Energie entflammt.

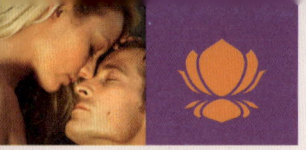

FRAUEN: Ziehen Sie den Atem beim Einatmen vom Wurzelchakra nach oben. Visualisieren Sie beim Ausatmen, dass der Atem den Körper durch das Herzchakra verlässt.

MÄNNER: Stellen Sie sich beim Einatmen vor, dass der Atem durch das Herzchakra eindringt. Beim Ausatmen visualisieren Sie, dass der Atem durch das Wurzelchakra entweicht. Atmen Sie fünf Minuten auf diese Weise, und kehren Sie dann die Richtung des Kreises um, so dass die Partnerin durch das Herzchakra einatmet.

KREISATMUNG BEIM SEX

Wenn Sie mit der Technik vertraut sind, probieren Sie die Kreisatmung beim Sex in der Yab-Yum-Stellung (siehe Seite 130–131). Sie atmet durch das Herzchakra aus, er zieht den Atem in sein Herz und leitet ihn hinunter in die Genitalien. Von dort zieht sie ihn in ihre Genitalien und hinauf zum Herzen. Der Rhythmus dieser Atmung löst die Grenzen zwischen Ihnen auf.

MIT DEM BECKEN SCHWINGEN

Sobald Sie die Kreisatmung beim Sex beherrschen, können Sie Ihre Empfindungen verstärken, indem Sie im Rhythmus der Atmung mit dem Becken schwingen. Dabei sammelt sich sexuelle Energie an, und die rhythmischen Bewegungen helfen Ihnen, in einen meditativen Zustand zu gelangen.

Anfangs ist es schwierig, Atmung, Bewegungen und innere Bilder zu koordinieren. Machen Sie in diesem Fall die Beckenübung auf Seite 48. Sobald die Atmung und die Bewegungen automatisch ablaufen, fällt Ihnen die Kreisatmung beim Sex leichter.

Um die Kreisatmung und die Beckenbewegungen zu koordinieren, schieben Sie das Becken beim Ausatmen nach vorne und beim Einatmen nach hinten. Finden Sie einen gemeinsamen Rhythmus mit dem Partner, und spüren Sie die prickelnde sexuelle Energie, die sich in den Genitalien und im Becken ansammelt. Ihr Atem ist das Werkzeug, mit dem Sie diese Energie

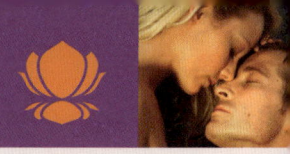

durch den Körper leiten. Wenn der Atem und die Energie zwischen Ihnen und Ihrem Partner ungehindert zirkulieren, ist der Sex kein rein genitales Erlebnis mehr, sondern eine Erfahrung des ganzen Körpers.

DIE LIEBESMUSKELN EINBEZIEHEN

Wenn Sie im Rhythmus Ihrer Atmung die Liebesmuskeln anspannen und lockern, können Sie den Strom der sexuellen Energie durch den Körper fördern. Versuchen Sie, alle gelernten Elemente zu kombinieren.

FRAUEN: Visualisieren Sie beim Einatmen, dass Sie den Atem von den Genitalien nach oben ziehen, während Sie das Becken zurückschieben und die Liebesmuskeln kontrahieren. Beim Ausatmen stellen Sie sich vor, dass der Atem den Körper durch das Herzchakra verlässt, während Sie das Becken nach vorne schieben und die Liebesmuskeln entspannen.

MÄNNER: Visualisieren Sie beim Einatmen, dass der Atem durch das Herzchakra in den Körper und dann hinab in die Genitalien fließt, während Sie das Becken nach hinten schieben und die Liebesmuskeln anspannen. Beim Ausatmen stellen Sie sich vor, dass der Atem den Körper durch die Genitalien verlässt, während Sie das Becken nach vorne schieben und die Liebesmuskeln entspannen.

>>Wenn der Atem und die Energie zwischen Ihnen und Ihrem Partner ungehindert zirkulieren, ist der Sex eine Erfahrung des ganzen Körpers.<<

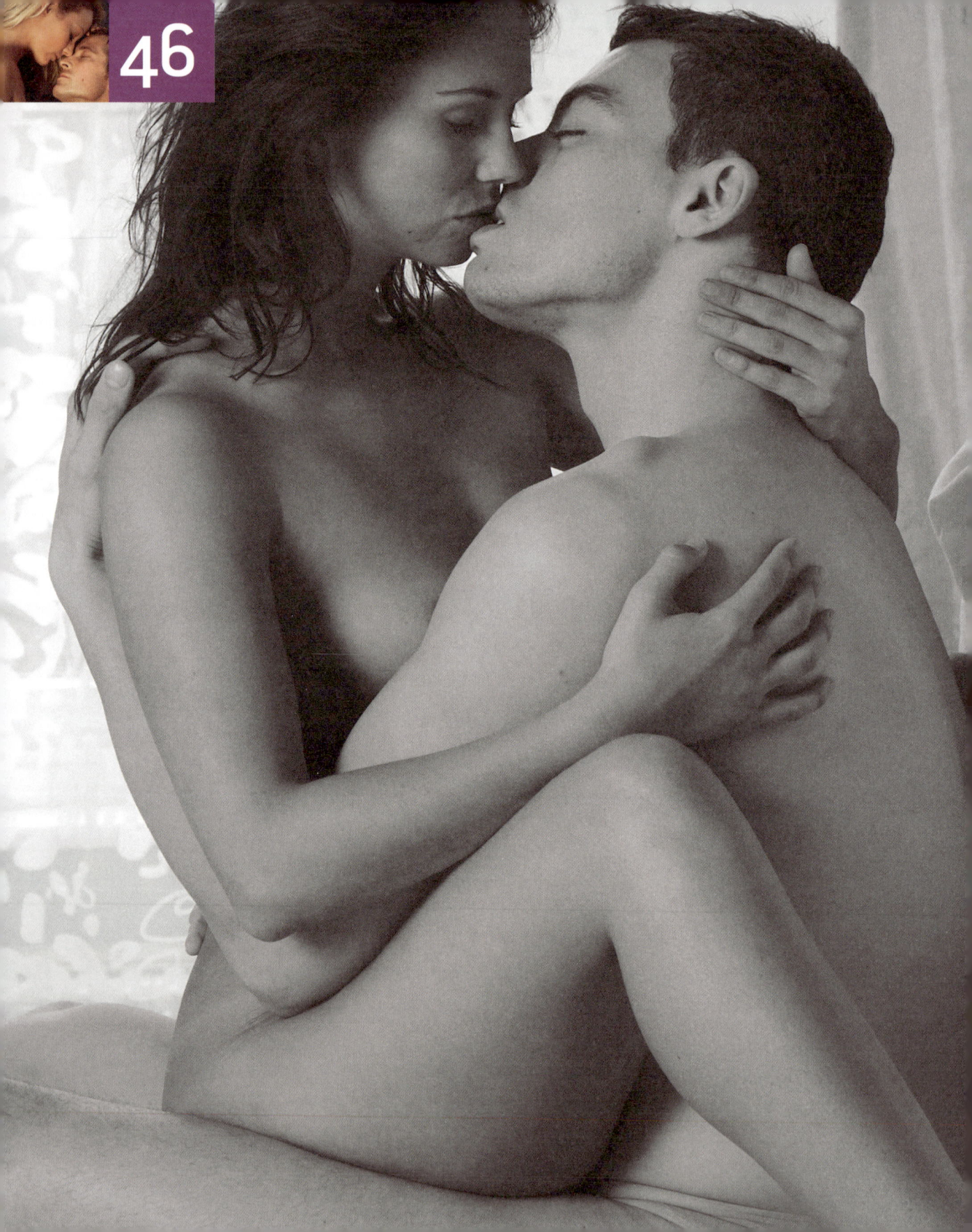

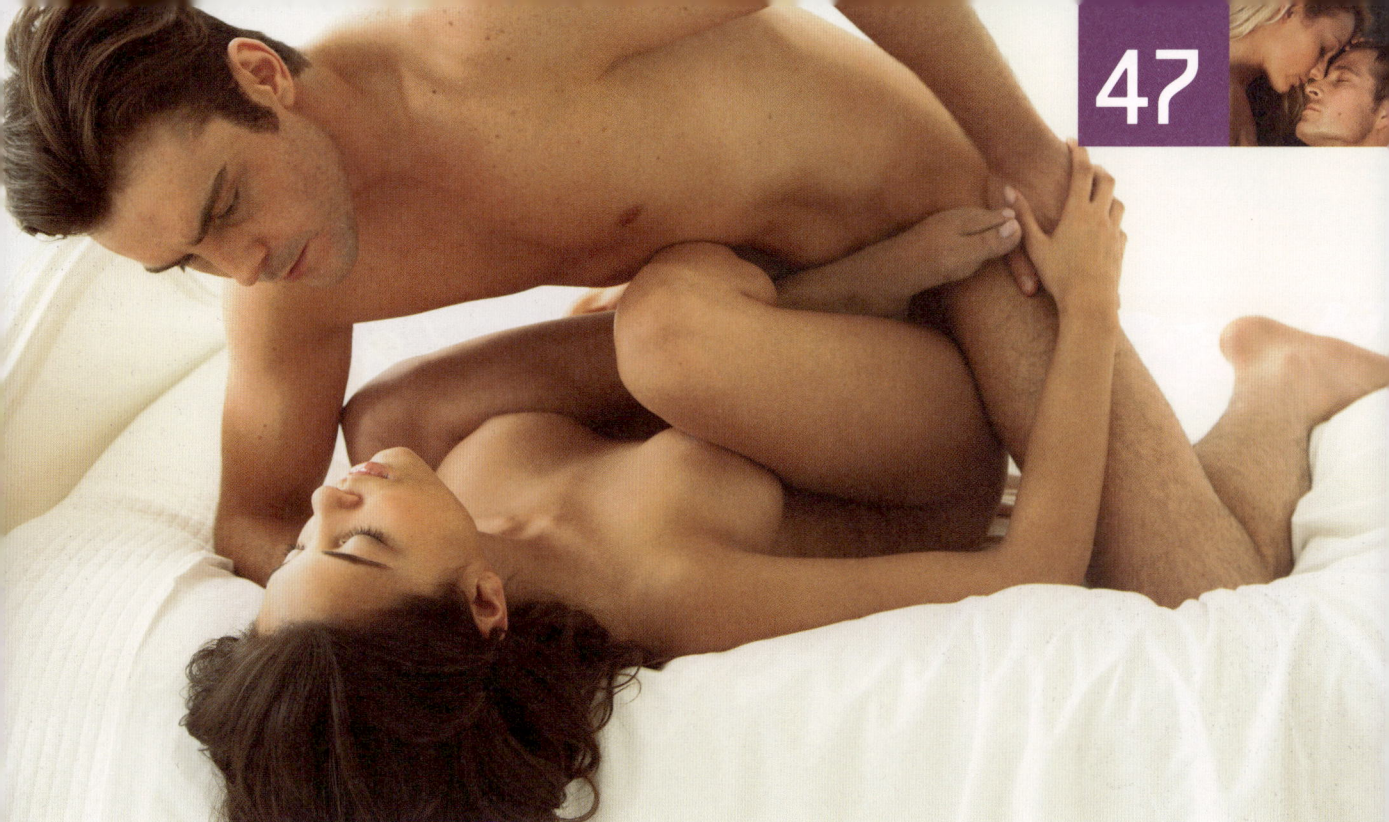

Ruhige Stellung

Genießen Sie totale Gelassenheit und Einheit in dieser langsamen und sinnlichen Stellung. Er sitzt mit
gestreckten Beinen auf dem Bett, sie klettert auf ihn.
Beide machen es sich bequem, damit sie es eine Weile
aushalten (er kann den Rücken mit Kissen stützen).

Wenn er eingedrungen ist, stimulieren beide einander mit den Liebesmuskeln (siehe Seite 62–65)
und küssen sich leidenschaftlich. Es sollte ein tiefer,
langer Zungenkuss sein. Viele Paare küssen einander
stundenlang, solange sie frisch verliebt sind, aber sie
vernachlässigen das Küssen, wenn sie sich schon
länger kennen. Falls es auch Ihnen so geht, dann stellen Sie sich vor, dass Sie Ihren Partner noch nie ge-
küsst haben. Das ist eine Gelegenheit, ihn zu riechen,
zu schmecken und mit den Lippen und der Zunge zu
erforschen. Verlieren Sie sich in der Berührung der Lippen und im Spiel der wirbelnden Zungen.

Lotusstellung

Die straffe, kompakte Position ihres Körpers fühlt
sich für beide überaus sexy an. Sie sitzt aufrecht in
der Lotusstellung (wenn das nicht gelingt, kreuzt sie
einfach die Beine), dreht sich dann auf den Rücken
und zieht die Knie an den Bauch. Er kniet vor ihr und
dringt tief ein.

FRAUEN: Die köstliche Streckung in den Schenkeln
und in der Leiste macht diese Stellung besonders aufregend. Obwohl die Beine blockiert sind, können Sie
das Gefühl der Weichheit und Offenheit im ganzen
Körper genießen.

MÄNNER: Versuchen Sie beim Stoßen, sich im Tantra-
Stil auf die winzigen Details des Liebesaktes zu kon-
zentrieren, zum Beispiel darauf, wie die Yoni Ihren Lin-
gam packt, wie der Atem sich anfühlt, wenn er in den
Körper eintritt und ihn verlässt, oder was Sie in den
Gesäßmuskeln oder in den Hoden spüren.

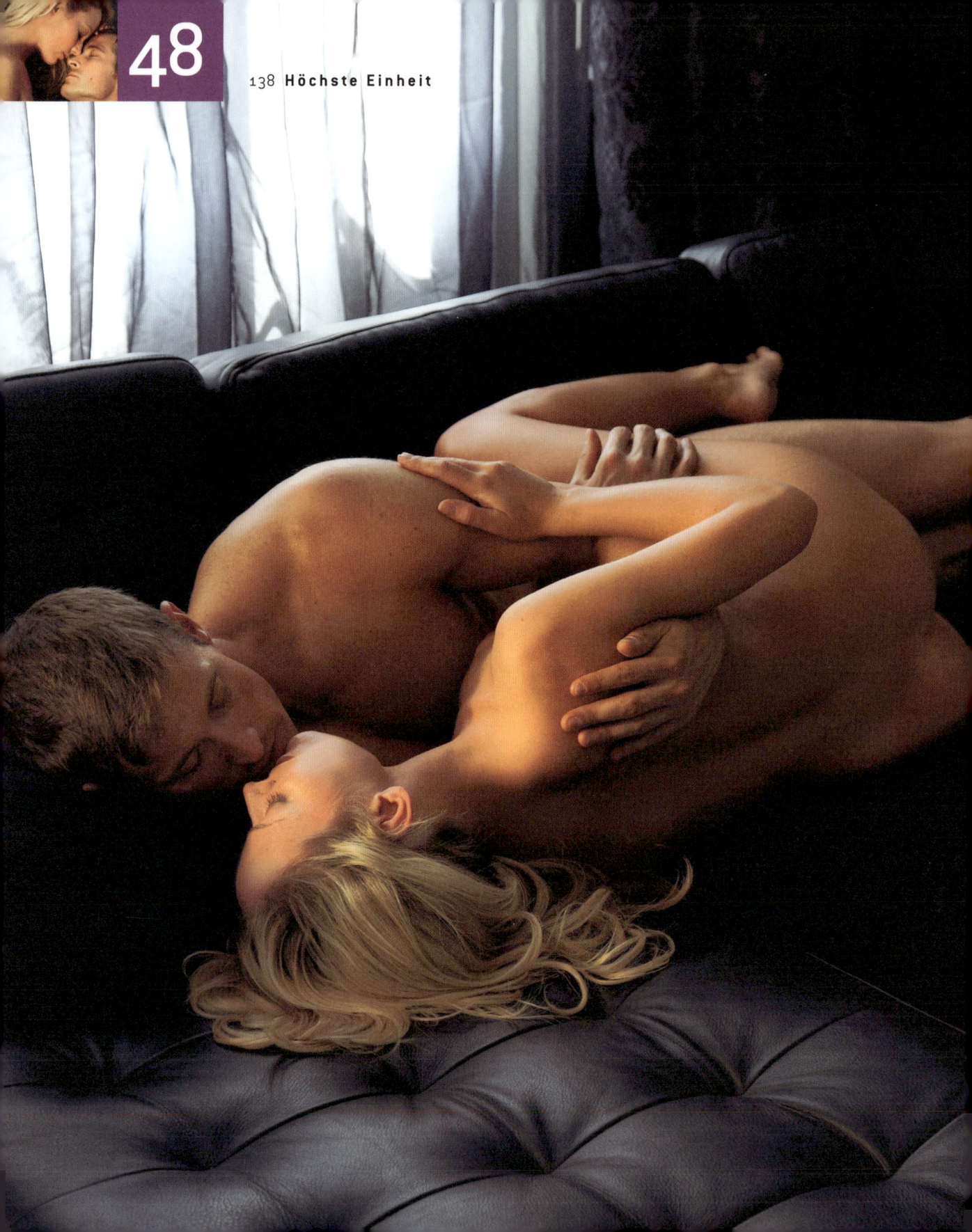

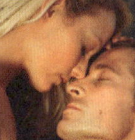

Schere

Wenn Sie beim Sex gerne Seite an Seite liegen, könnte die Schere eine ihrer Lieblingsstellungen werden. Sie ist sehr intim, Sie sind einander zugewandt, und er dringt tief ein (im Gegensatz zu ähnlichen Stellungen). Da sie ihn zwischen die Schenkel nimmt, hat er kaum eine Chance, ihr zu entschlüpfen.

Wenn Sie die Beckenschaukel (siehe Seite 48–49) noch nie beim Sex probiert haben, ist dies die ideale Stellung für einen Versuch. Die Beckenschaukel lädt Ihre Genitalien sexuell auf. Das fühlt sich fantastisch an. Bewegen Sie sich rhythmisch und gleichzeitig vor und zurück (nur das Becken – der Rest des Körpers hält still). Wenn Sie beide das Becken nach hinten stoßen, schlüpft der Penis ein wenig heraus; wenn Sie nach vorne stoßen, rutscht er wieder hinein und stimuliert die Klitoris. Dabei wird auch die Eichel gereizt.

Obwohl es verführerisch ist, mit zunehmender Erregung schneller zu stoßen, sollten Sie den stetigen Rhythmus beibehalten. Bleiben Sie entspannt, und lassen Sie die Lust durch den ganzen Körper fließen. Stellen Sie sich vor, dass Ihr Körper sich der sexuellen Energie öffnet, die von den Genitalien hinauf zum Scheitel fließt. Wenn Sie wollen, synchronisieren Sie die Atmung und die Kontraktionen der Liebesmuskeln mit der Beckenschaukel (siehe Seite 135).

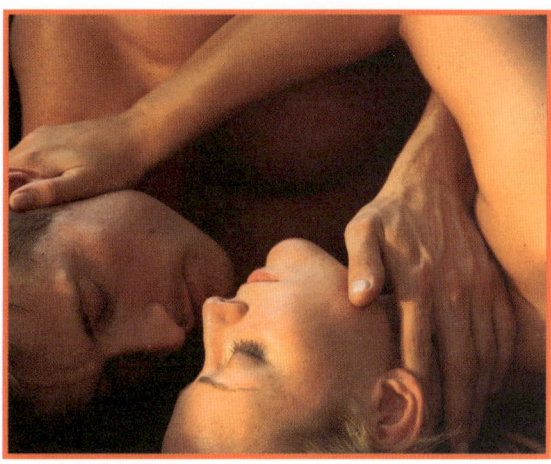

Lotus-Meditation

Nach dem Sex in der Scherenstellung können Sie sich entspannt in die Arme nehmen und dabei die Atmung synchronisieren.

Während Sie die friedvolle Vereinigung genießen, stellen Sie sich vor, dass Sie auf weichen Kissen und Decken in einem hölzernen Boot liegen. Die Nacht ist mild, und das Boot treibt mitten in einem Lotusweiher und schaukelt sanft in den kleinen Wellen. Hunderte von weißen Lotusblüten umgeben das Boot. Der fahle Mondschein und das helle weiße Licht der Sterne erleuchten den Himmel. Atmen Sie tief und entspannt. Lassen Sie sich in den Schlaf sinken, wenn Ihnen danach ist.

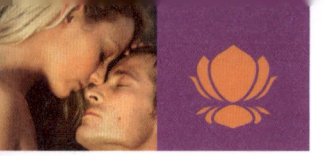

Tantra-Technik
Erotische Dienste

Genießen Sie dieses Sexspiel zu zweit. Zuerst übernimmt sie die Rolle der Dienerin, danach tauschen Sie die Rollen. Im Tantra hat dieses Spiel den Zweck, den inneren Mann (den Yang-Aspekt) und die innere Frau (den Yin-Aspekt) zu erforschen und ins Gleichgewicht zu bringen.

Obwohl dieses Spiel dem Rollenspiel »Meister und Sklavin« ähnelt, ist es etwas anderes. Denn ihr Ziel besteht nicht darin, Ihre »Dienerin« zu demütigen oder herabzusetzen. Es geht vielmehr darum, sich in jedem Augenblick Ihren tiefsten Wünschen zu öffnen. Und die Dienerin will nicht durch Unterwürfigkeit in Erregung geraten; sie will die Freude des Gebens erfahren und den Partner verwöhnen und ehren.

Legen Sie gemeinsam fest, wie lange Sie spielen wollen – vielleicht einen ganzen Abend oder sogar einen Tag. Entscheiden Sie dann über die Zeiteinteilung. Zum Beispiel: Wollen Sie die Rollen mitten im Spiel oder jede halbe Stunde tauschen?

NACH LUST STREBEN

Wenn Sie die Yang-Rolle übernehmen, also Lust suchen, wollen Sie Ihre sexuellen, sinnlichen und romantischen Wünsche kennen lernen und die Partnerin bitten, diese zu erfüllen. Denken Sie daran: Sie dürfen verlangen, was Sie wollen, einerlei, wie ausgefallen oder peinlich es sein mag (Ihre Partnerin kann jederzeit nein sagen, wenn Sie etwas haben wollen, was sie nicht geben kann oder will). Hier sind ein paar Beispiele: »Ich will, dass du ...«

- mir eine Ganzkörpermassage verabreichst und mich dann verführst.
- mich mit einem Sexspielzeug verwöhnst.
- fünf Eigenschaften nennst, die dir an mir besonders gut gefallen.
- mit mir ein langes, erotisches Bad nimmst.
- eine halbe Stunde mit mir schmust.
- beim Sex frivole Worte benutzt.
- mir ohne Pause in die Augen schaust.

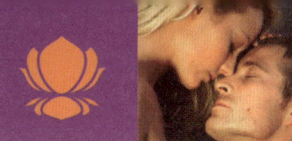

- Champagner aus deinem Mund in meinen träufelst.
- mir die Handgelenke fesselst und mich schlägst.
- mich mit deinem Körper anbetest.
- mich ohne Unterlass küsst.
- mir beim Sex Komplimente machst.
- mich mit den Brüsten massierst.
- mit mir Sex auf dem Tisch hast.

Lassen Sie sich von Lust überwältigen, wenn Ihre Partnerin Ihre Wünsche erfüllt. Teilen Sie Ihr anerkennendes Stöhnen mit Ihrer erotischen Dienerin.

LUST SPENDEN

Genießen Sie die Gelegenheit, selbstlos zu sein, wenn Sie die Yin-Rolle des Dieners übernehmen. Wenn Sie einen Wunsch nicht erfüllen können, dann sagen Sie es der Partnerin mitfühlend (siehe rechts) und widmen sich ihren anderen Wünschen mit umso größerer Hingabe. Geben kann so erotisch sein wie Nehmen — oder noch erotischer.

Die Kunst, »Nein« zu sagen

Wenn Sie in die Yin-Rolle des Dieners oder der Dienerin schlüpfen und um etwas gebeten werden, was Ihnen nicht gefällt, dürfen Sie natürlich »nein« sagen. Vorher sollten Sie jedoch überlegen, ob Sie den Wunsch aus reiner Gewohnheit ablehnen oder weil Sie sich das Neue nicht trauen. Würde es sich lohnen, die vertrauten Grenzen zu überschreiten? Wäre es aufregend, den Wunsch zu erfüllen?

Wenn die Antwort immer noch »nein« lautet, sollten Sie nicht wütend oder vorwurfsvoll reagieren, sondern eine der folgenden Antworten ausprobieren:

- **Ich kann zwar nicht X machen, aber dafür Y anbieten.**
- **Kann ich etwas anderes für dich tun?**
- **Ich wollte, ich könnte tun, was du willst. Aber jetzt ist mir einfach nicht danach.**

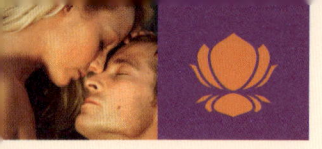

»Wenn Sie der Diener oder die Dienerin sind, wollen Sie nicht durch Unterwürfigkeit in Erregung geraten, sondern die Freude des Gebens erfahren und den Partner verwöhnen.«

IN DER ROLLE AUFGEHEN

Das Spiel macht am meisten Spaß, wenn beide Partner ganz in ihrer Rolle aufgehen und sich sowohl in männlichen als auch in weiblichen Rollen völlig wohlfühlen. Dann profitiert das ganze Sexleben davon, und es tun sich viele erotische Möglichkeiten auf.

Bei diesem Spiel sind Sie nicht mehr an Geschlechterklischees gebunden. Er kann sanft, passiv und fürsorglich sein, und sie kann autoritär, dynamisch und dominant sein.

GRENZEN ÜBERSCHREITEN

Vielleicht fällt Ihnen eine bestimmte Rolle leicht, während Sie mit dem Rollentausch Schwierigkeiten haben. Frauen fühlen sich oft in der Yin-Rolle – geben, zärtlich und fürsorglich sein – wohler, haben aber Probleme mit der Yang-Rolle – fordern, befehlen und dominant sein. Bei Männern hingegen ist es häufig umgekehrt.

FRAUEN: Wenn Sie die Yang-Rolle übernehmen, ist es verlockend, nur Wünsche zu äußern, die der Partner Ihrer Meinung nach leicht erfüllen kann oder die Sie für akzeptabel halten. Stattdessen sollten Sie Ihre Grenzen überschreiten: Gehen Sie in sich, und überlegen Sie, was Sie wirklich wollen, selbst wenn es schwierig ist und sogar dann, wenn Ihr Partner »nein« sagt. Nicht nur die Erfüllung Ihrer Wünsche ist eine wertvolle Erfahrung; es ist ebenso wichtig, sich sein tiefstes Verlangen einzugestehen und auszudrücken.

MÄNNER: Wenn Sie die Yin-Rolle spielen, fällt es Ihnen vielleicht schwer zu tun, was die Partnerin verlangt, oder bedingungslos »ja« zu sagen. Anstatt die Wünsche der Partnerin zu erfüllen, sperren Sie sich womöglich dagegen, weil Sie ihre Wünsche missbilligen. Seien Sie nicht halbherzig, sondern stellen Sie sich der Herausforderung: Lassen Sie Ihr Ego hinter sich, und seien Sie bereit, bedingungslos zu geben. Betrachten Sie die Rolle als Selbstentdeckungsreise.

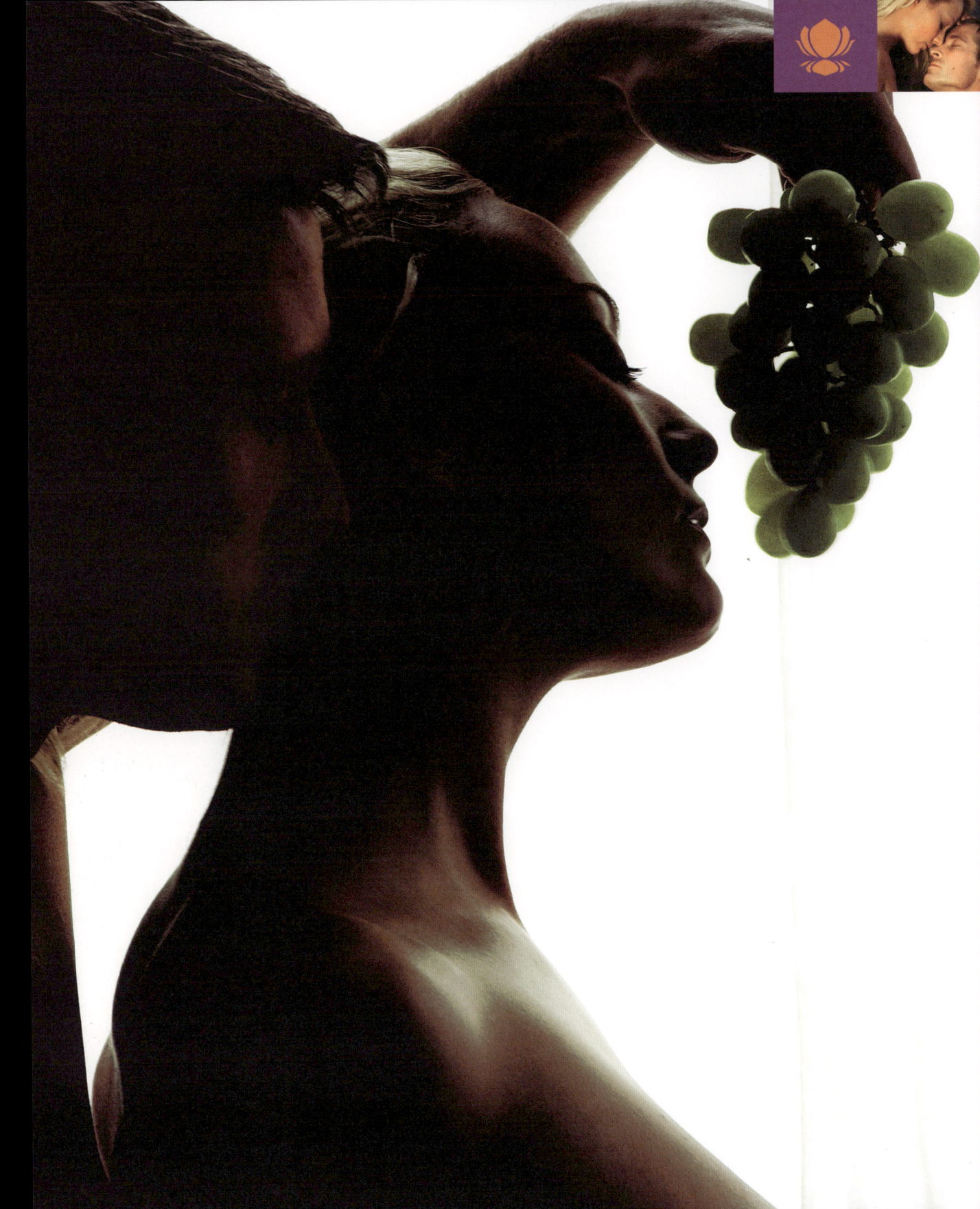

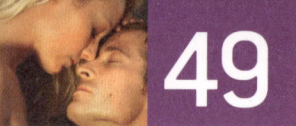

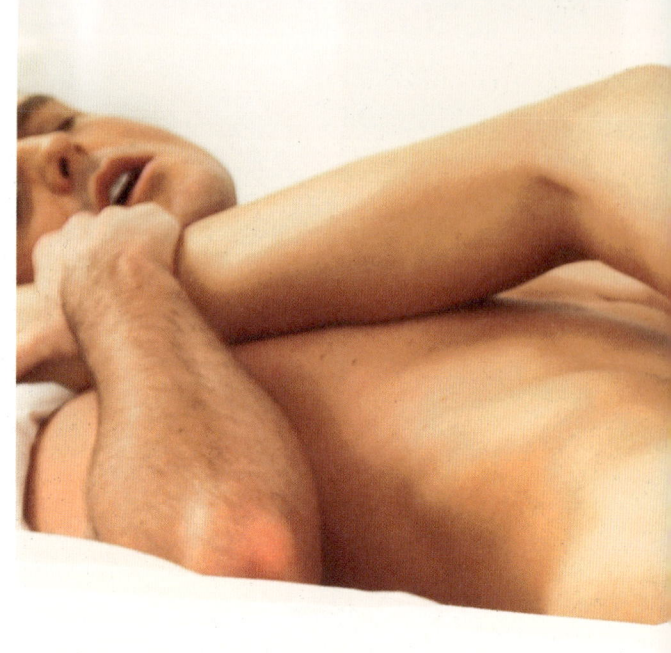

Der Stern

Diese schwierige Stellung vereint die Liebenden auf ganz neue Weise. Er liegt auf dem Rücken, sie setzt sich rittlings auf ihn und führt seinen Penis in ihre Vagina ein. Dann lehnt sie sich zurück, bis ihr Kopf zwischen seinen Füßen liegt. Beide öffnen die Beine und packen die Füße des Partners. Sie entspannen sich tief, atmen in die Genitalien hinein und leiten die sexuelle Energie durch den Körper nach oben, bis sie ihre Wirkung als Prickeln spüren.

Diese Stellung eignet sich nur für den Sex, ebenso auch zum Ausruhen nach einer Tantra-Atemübung (dabei liegt ihr Po zwischen seinen Beinen, nicht auf seinem Bauch). Die Körper bilden einen Kreis oder ein Mandala, und die Energie zirkuliert ungehindert durch die offenen Chakren (siehe Seite 22).

Vereinigung im Stehen

Diese hochwirksame und intime Stellung ist ein starker Ausdruck der traditionellen männlichen und weiblichen Aspekte: Sie fühlt sich in seinen Armen völlig sicher und geborgen; er fühlt sich stark und als Beschützer. Beide geben sich diesem Gefühl der totalen Männlichkeit und Weiblichkeit hin – das höchste Ziel des Tantra ist die Vereinigung von Shiva und Shakti (siehe Seite 9).

Obwohl die meisten Männer und Frauen diese Stellung sehr reizvoll finden, sollten sie nicht vergessen, dass Männer nicht das männliche und Frauen nicht das weibliche Prinzip verkörpern müssen. Frauen können beim Sex dominant und Männer können passiv sein. Diese Stellung ist am einfachsten, wenn er sich an eine Wand lehnen kann.

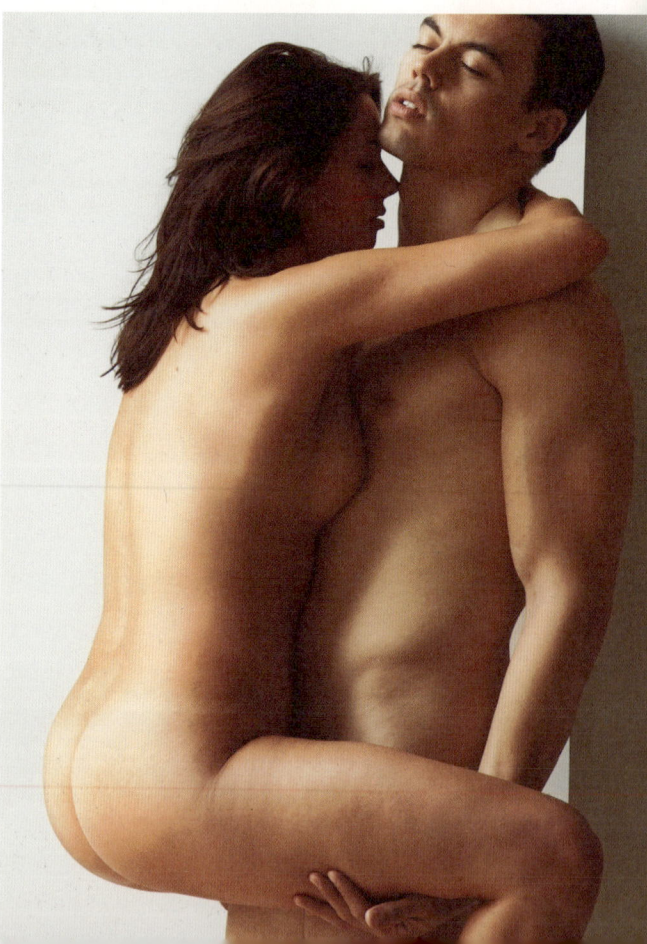

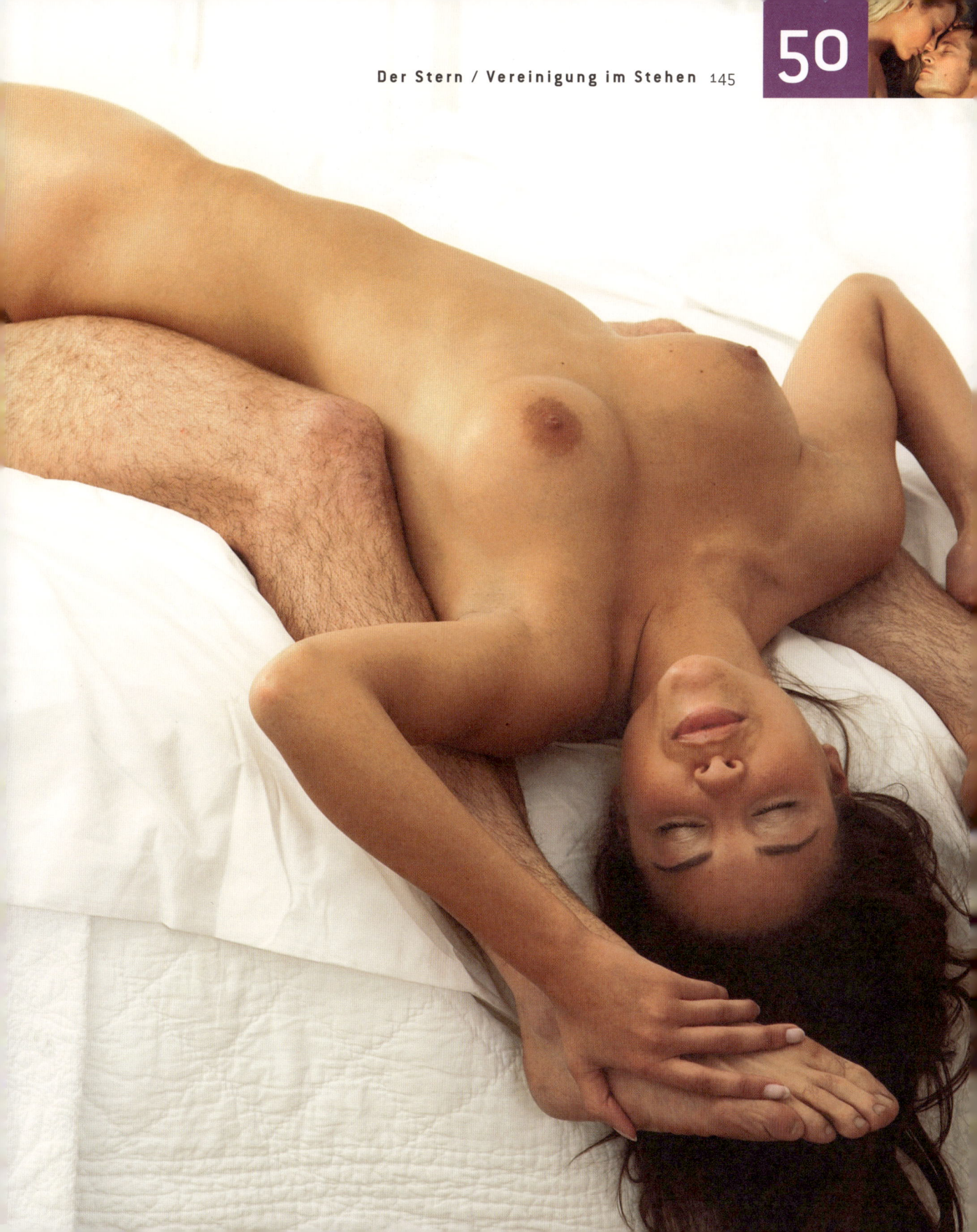

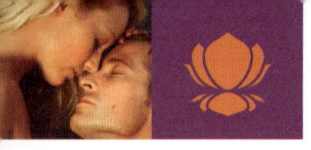

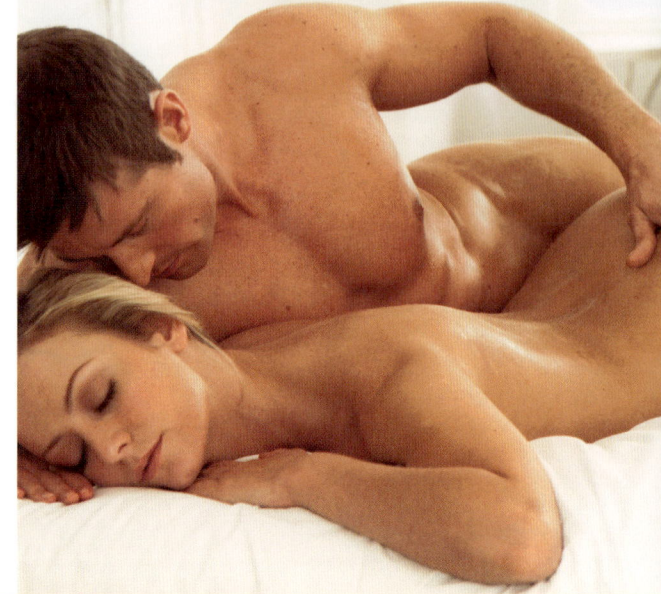

Tantra-Technik
Spiel mit Öl

Beim Tantra-Sex geht es darum, gemeinsam zu spielen und Freude am Körper des Partners zu haben. Wenn Sie sinnliches Spiel, Sex und Massage verbinden wollen, ist diese Ölrutsche unschlagbar. Reiben Sie sich gründlich mit Öl ein, und gleiten und rutschen Sie dann in glückseliger Hingabe.

VORBEREITUNG
Legen Sie in Ihrem erotischen Heiligtum dicke, einander überlappende Handtücher oder PVC-Planen auf den Boden, damit Sie nach Herzenslust herumrollen können, ohne sich Gedanken über die Reinigung nach dem Spiel machen zu müssen. Dann geraten Sie auch nicht in Versuchung, am Öl zu sparen. Füllen Sie dann eine große Plastikflasche mit Massageöl, und stellen Sie sie in heißes Wasser. Jetzt kann die Rutschpartie beginnen.

Reiben Sie einander mit Öl ein – verspielt, indem Sie mit gespreizten Beinen über dem Partner stehen und ihn bespritzen; sinnlich, indem Sie das Öl mit den Händen einmassieren; oder provokativ, indem Sie das Öl auf erogene Zonen träufeln. Lassen Sie keinen Körperteil aus – ölen Sie auch das Haar und die Kopfhaut ein. Dann legt der Partner sich auf den Rücken, und Sie prüfen, ob sein Körper glitschig genug ist. Wenn ja, knien Sie zwischen seinen Beinen und legen sich auf ihn.

Auf der eingeölten Haut, können Sie ziemlich flott auf dem Körper des Partners herumrutschen. Um Prellungen und Blutergüssen vorzubeugen, stützen Sie sich am besten mit den Händen auf dem Boden ab.

MASSAGE HAUT AN HAUT
Benutzen Sie Ihren ganzen Körper als Massagewerkzeug, und seien Sie so kreativ wie möglich. Massieren Sie einander abwechselnd.
• Reiben Sie Ihren eingeölten Kopf an den Genitalien des Partners.

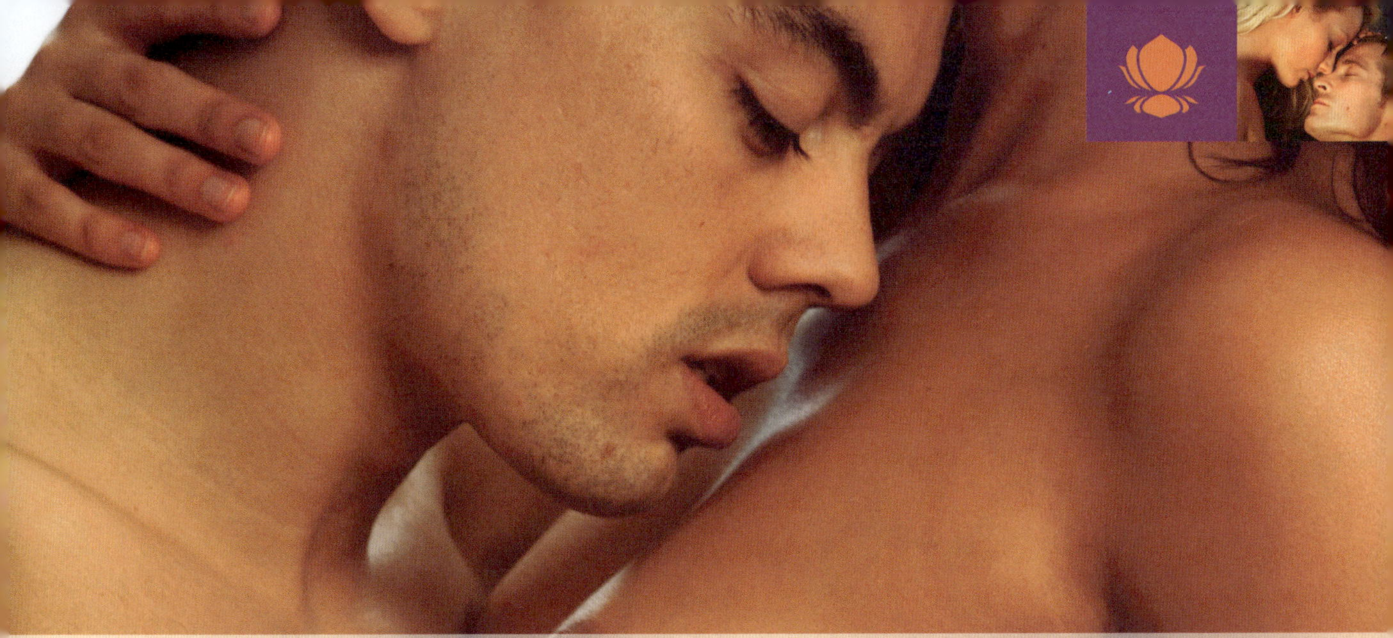

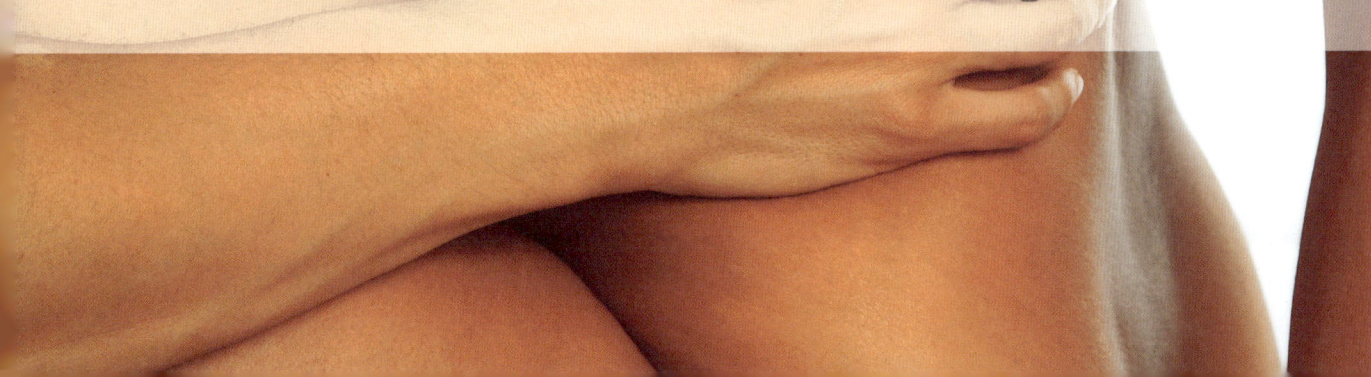

- Rutschen Sie auf der Vorderseite des Partners auf und ab.
- Setzen Sie sich rittlings auf ihn, und rutschen Sie dann auf seinen Oberschenkeln nach unten.
- Drehen Sie Ihren Partner um, und lassen Sie die Brüste über seinen Po gleiten.
- Lassen Sie die Füße über die Rückseiten seiner Oberschenkel gleiten, während Sie zwischen seinen Füßen sitzen.
- Rutschen Sie über seinen Körper. Beginnen Sie zuerst an den Füßen, dann am Kopf.
- Balancieren Sie auf Ihrem Partner, und lassen Sie sich dann auf den Boden gleiten.

Rutschen und gleiten Sie nun synchron. Vergessen Sie, dass die Rutschpartie als Massage begonnen hat, und gehen Sie ganz im lustvollen Spiel auf. Jetzt hat niemand mehr das Kommando. Vergessen Sie, dass Sie vernünftige Erwachsene sind, und stellen Sie sich vor, Sie seien ein Paar verspielte Seehunde, die rutschen, purzeln und herumalbern. Tragen Sie mehr Öl auf, damit die Haut so glatt wie möglich bleibt.

Experimentieren Sie mit Bewegungen aller Art. An diesem Punkt ist es verlockend, mit dem Sex zu beginnen. Dennoch sollten Sie einander möglichst lange necken, bevor Sie nachgeben. Er kann auch zwischendurch kurz eindringen und dann das Spiel fortsetzen. Wer weiß, wohin die Rutschpartie Sie führt, wenn Sie kein bestimmtes Ziel haben!

»Es ist verlockend, mit dem Sex zu beginnen. Dennoch sollten Sie einander möglichst lange necken, bevor Sie nachgeben.«

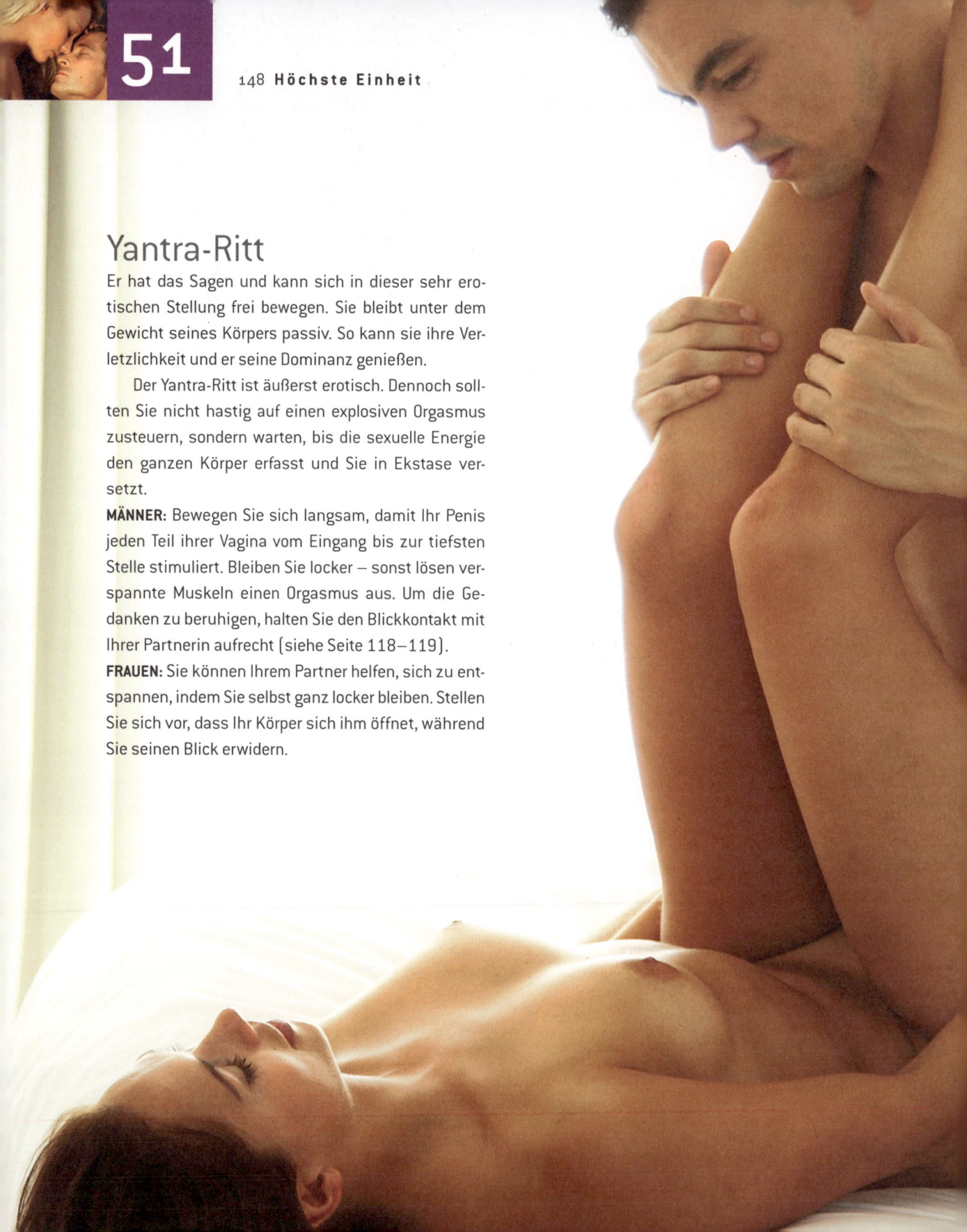

Yantra-Ritt

Er hat das Sagen und kann sich in dieser sehr erotischen Stellung frei bewegen. Sie bleibt unter dem
Gewicht seines Körpers passiv. So kann sie ihre Ver-
letzlichkeit und er seine Dominanz genießen.

Der Yantra-Ritt ist äußerst erotisch. Dennoch sollten Sie nicht hastig auf einen explosiven Orgasmus
zusteuern, sondern warten, bis die sexuelle Energie
den ganzen Körper erfasst und Sie in Ekstase versetzt.

MÄNNER: Bewegen Sie sich langsam, damit Ihr Penis
jeden Teil ihrer Vagina vom Eingang bis zur tiefsten
Stelle stimuliert. Bleiben Sie locker – sonst lösen verspannte Muskeln einen Orgasmus aus. Um die Gedanken zu beruhigen, halten Sie den Blickkontakt mit
Ihrer Partnerin aufrecht (siehe Seite 118–119).

FRAUEN: Sie können Ihrem Partner helfen, sich zu ent-
spannen, indem Sie selbst ganz locker bleiben. Stellen
Sie sich vor, dass Ihr Körper sich ihm öffnet, während
Sie seinen Blick erwidern.

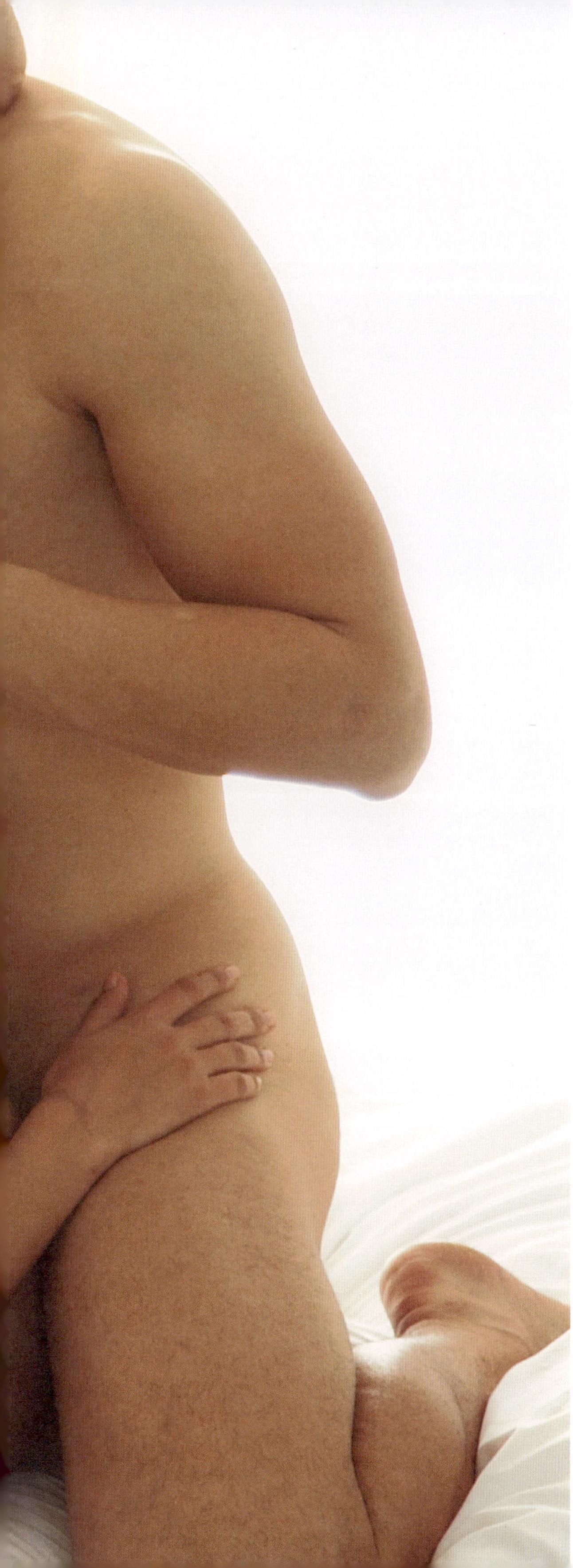

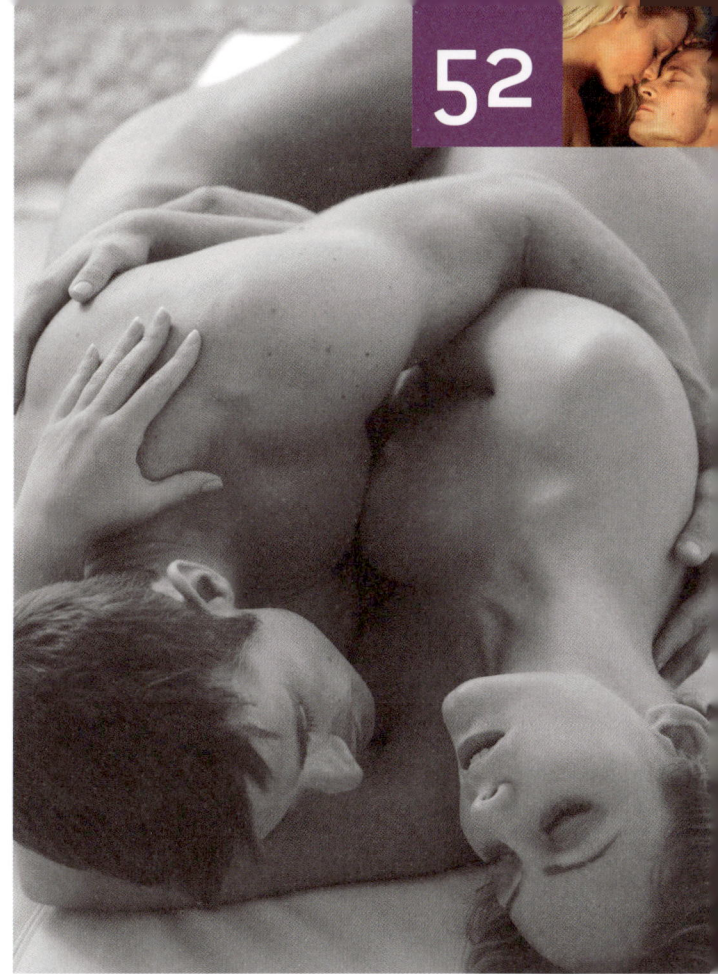

Die Klammer

Beide Partner liegen eng umschlungen Seite an Seite. Die Klammer ist eine wundervolle Gelegenheit, einander stumm zu bewundern. Schauen Sie sich in die Augen, streicheln Sie einander. Seien Sie zärtlich. Konzentrieren Sie sich auf den sich vermischenden Atem und die Empfindungen des nackten Körpers, der festgehalten und gestreichelt wird. Spüren Sie, wie kleine Wellen der Erregung von den Genitalien ausgehen und Sie durchströmen. Wenn die Gedanken abschweifen, probieren Sie einfach die Chakra-Atemübung (siehe Seite 28–29), um den Geist zu stillen und zum Körper wieder zurückzukehren. Stellen Sie sich vor, dass Sie beim Liebesakt verschmelzen. Werden Sie eins miteinander.

Empfohlene Lektüre   Register

Anand, Margot: *Tantra oder Die Kunst der sexuellen Ekstase.* Mosaik bei Goldmann, 1995

Bailey, Nicole: *Massage for Lovers.* Südwest, 2007

Foxx, Randi: *Mehr best Sex. 99 Stellungen für aufregende erotische Abenteuer.* Bassermann, 2010

Bailey, Nicole: *Kamasutra Supersex.* Südwest, 2009

Douglas, Nik/Slinger, Penny: *Das große Buch des Tantra.* Ariston, 2004

Taylor, Samantha : *Best Hot Sex. Aufregende Stellungen für ein erfülltes Liebesleben.* Bassermann, 2009

Foxx, Randi: *Das Foto-Kamasutra.* Bassermann, 2007

Govinda, Kalashatra: *Tantra. Geheimnisse östlicher Liebeskunst.* Südwest, 2007

Gunturu, Vanamali: *Der Kamasutra-Ratgeber. Sex, Lust und die Kunst der Verführung.* Atmosphären, 2004

Hoffmann, Arne: *Sex für Fortgeschrittene. Der Erotik-Ratgeber, von dem die Welt spricht.* Marterpfahl, 2007

Kalashatra Govinda: *Tantra Massage. Die hohe Kunst der erotischen Berührung.* Südwest, 2006

Comfort, Alex/Quilliam, Susan: *The New Joy of Sex.* Südwest, 2009

McKenzie, Eleanor: *Besser Sex mit Kamasutra.* Bassermann, 2007

Osho: *Tantra. Energie und Ekstase.* Arkana, 1999

Andrew Stanway: *Erotische Massagegeheimnisse. Leidenschaftliche Stunden durch sinnliche Berührungen.* Südwest, 2006

WEBSITES
www.tantramassage-verband.de

DANKSAGUNGEN DER AUTORIN

Ich danke Grace Cheetham, Deirdre Headon, Manisha Patel und Dawn Bates.

DANKSAGUNGEN DES VERLAGES

Der Verlag bedankt sich bei:
Fotograf: John Davis (vertreten von Soho Management)
Fotoassistent: Dave Foster
Make-up: Nadine Wilkie und Justine Martin
Models: Bereitgestellt von International Models Management (IMM), London